A Dieta da
Menopausa

CB000167

Theresa Cheung
com Adam Balen

A Dieta da
Menopausa

Tradução
Doralice Lima

CIP-BRASIL. CATALOGAÇÃO-NA-FONTE
SINDICATO NACIONAL DOS EDITORES DE LIVROS, RJ.

F892d Francis-Cheung, Theresa
A dieta da menopausa / Theresa Cheung e Adam Balen; tradução: Doralice Lima. - Rio de Janeiro: BestSeller, 2009.

Tradução de: The menopause diet: the natural way to beat your symptoms and lose

Inclui bibliografia e índice
ISBN 978-85-7684-218-7

1. Menopausa - Dietoterapia. 2. Mulheres - Nutrição. 3. Envelhecimento - Aspectos nutricionais. I. Balen, Adam H. II. Título.

09-0522
CDD: 618.1750654
CDU: 618.173:615.874.2

Texto revisado segundo o novo Acordo Ortográfico
da Língua Portuguesa

Título original norte-americano
THE MENOPAUSE DIET
Copyright © 2007 by Theresa Cheung
Copyright da tradução © 2008 by Editora Best Seller Ltda.

Capa: Mello e Mayer
Editoração eletrônica: Abreu's System

Todos os direitos reservados. Proibida a reprodução, no todo ou em parte, sem autorização prévia por escrito da editora, sejam quais forem os meios empregados.

Direitos exclusivos de publicação em língua portuguesa
para o Brasil adquiridos pela
EDITORA BEST SELLER LTDA.
Rua Argentina, 171, parte, São Cristóvão
Rio de Janeiro, RJ — 20921-380
que se reserva a propriedade literária desta tradução.

Impresso no Brasil

ISBN 978-85-7684-218-7

PEDIDOS PELO REEMBOLSO POSTAL
Caixa Postal 23.052
Rio de Janeiro, RJ — 20922-970

Agradecimentos

Sou muito grata ao prof. Adam Balen pelo empenho em desmistificar as pesquisas científicas, pela generosidade de ler o manuscrito, pelo entusiástico prefácio e pelo interesse e confiança neste livro.

Muitíssimo obrigada a Colette Harris por ser uma pessoa tão inspiradora para aqueles que trabalham junto a ela e por compartilhar comigo seu vasto conhecimento sobre a saúde feminina.

Um agradecimento especial também à minha editora, Julia Kellaway, pela dedicação, percepção, apoio, conselhos, paciência e competência.

Finalmente, um especial agradecimento a todas as mulheres que dedicaram parte de seu tempo para conversar comigo sobre suas preocupações relacionadas com a menopausa e o aumento de peso — sou sinceramente grata pela visão que me proporcionaram.

Sumário

Prefácio 9

Introdução 11

Capítulo 1: O que é a menopausa? 21

Capítulo 2: A expansão da meia-idade 34

Capítulo 3: A Dieta da Menopausa 44

Capítulo 4: Método de desintoxicação da Dieta da Menopausa 78

Capítulo 5: A vida com a Dieta da Menopausa 114

Capítulo 6: Como perder peso naturalmente na meia-idade 142

Capítulo 7: Tudo sobre suplementos 188

Capítulo 8: SOS menopausa 201

Capítulo 9: Ficar bem por toda a vida 291

Guia de nutrientes essenciais................... 305

Referências científicas.............................. 310

Prefácio

É impossível não recomendar este livro. Ele é de fácil leitura e rico em dicas sensatas e úteis que irão beneficiar todas as mulheres acima de 35 anos.

É importante estar sempre atento ao estilo de vida e à alimentação, ainda mais durante a menopausa. A redução dos níveis de estrogênio na circulação pode afetar de diversas maneiras a saúde e o bem-estar, tal como descreve este livro. No entanto, culpar o estrogênio deficiente por todas essas alterações é simplificar demais a questão. Há indícios de que a carência de outros hormônios, principalmente a testosterona, pode ter um efeito relevante sobre o bem-estar. O uso da terapia de reposição hormonal (TRH) para dar ao corpo os hormônios sexuais que os ovários já não produzem pode aliviar alguns sintomas da menopausa, mas a TRH também está associada a efeitos colaterais e a possíveis riscos à saúde em longo prazo. Por essa razão, seu uso vem declinando significativamente nos últimos anos, com um número cada vez maior de mulheres preferindo alternativas naturais.

A abordagem holística é a melhor a ser feita com relação à menopausa. Este livro apresenta um programa bastante inteligente e pragmático, com ênfase em terapias dietéticas e de estilo de vida, comprovadas pela ciência. Há nele conselhos úteis para todos os principais tipos de preocupação, de suores noturnos, menstruação irregular e insônia até variações de peso, humor ou libido. O livro alcança o tom exato quando fala sobre dieta e suplementos. Essas informações são amparadas pelos conselhos sobre estilo de vida e bem-estar psicológico. As dicas sobre aumento de peso e como combatê-lo — ponto de especial interesse para muitas mulheres que se aproximam da menopausa — são sólidas, sensatas e eficazes.

Permeado de conselhos sobre dieta e comportamento que ajudam a equilibrar os hormônios, a aliviar os sintomas da menopausa e a melhorar a qualidade de vida, *A dieta da menopausa* é uma leitura obrigatória para as mulheres, seus parceiros e familiares, e deve receber um lugar de destaque na cozinha, em lugar de ser relegado a uma estante remota.

Adam Balen, médico, pesquisador do Royal College of Obstetricians and Gynaecologists. Professor de medicina e cirurgia da reprodução Leeds Teaching Hospitals

Introdução

Perder peso nunca é fácil, mas quando nos aproximamos dos 40 anos parece que fica ainda mais difícil. A tentação de comer apenas alimentos doces aumenta, um "pneu sobressalente" cresce em torno do abdômen e, quando se tenta fazer dieta, os níveis de energia diminuem tanto que a ideia de fazer alguma atividade física é definitivamente descartada.

Isso não é um produto da imaginação. A partir de mais ou menos 35 anos, a maioria das mulheres perde em torno de 250g de músculo e ganha 750g de gordura por ano; e aparentemente a maior parte da gordura se concentra na região da cintura. Esse ganho não parece grande, mas depois de cinco anos e 3,5kg a mais, ou talvez depois de dez anos e 7,5kg a mais, ele pode realmente começar a pesar.

Não culpe a si mesma, mas à biologia, ao ritmo da vida moderna. Diversos fatores incômodos parecem estar virando o jogo contra você: o metabolismo mais lento, a ameaça diária e constante do estresse e os níveis decrescentes de estrogênio associados à menopausa. Embora fique mais difícil perder peso, não se preocupe — *não é impossível*. O que você precisa é de um plano que seja fácil de ser seguido, que não a deixe faminta ou com o metabolismo lento, e que não acelere o envelhecimento por privar seu corpo de nutrientes que podem manter a pele lisa e o abdômen firme. É aí que entra este livro. Quando você pensa que nunca mais vai conseguir perder peso como antes, nosso livro apresenta as pesquisas mais recentes sobre as causas do ganho de peso na meia-idade, oferecendo também soluções novas e eficazes.

Portanto, se você tiver passado dos 35 anos e estiver preocupada com seu peso e/ou com sua energia, *A dieta da menopausa* foi escrito para você. Você irá descobrir que algumas alterações simples em seus hábitos alimentares irão permitir-lhe manter ou perder peso e se sentir bem. E enquanto diminui seu manequim em um ou dois tamanhos, irá aumentar a energia e a libido, além de reduzir o risco de osteoporose, doenças cardiovasculares, diabetes e câncer, e de aumentar as chances de viver mais. Nada mal, se considerar como efeito colateral a redução da medida da cintura!

Você mais saudável, mais magra e mais feliz

Estudos sobre a alimentação das mulheres mais saudáveis do mundo — as japonesas — mostram que os sintomas da menopausa e a possibilidade de aumento de peso podem em grande parte ser eliminadas por uma dieta simples e certas opções no estilo de vida. *A dieta da menopausa* tem por base essa pesquisa. O livro discute os alimentos que precisamos consumir antes, durante e depois da menopausa para amenizar os sintomas e perder peso. Os alimentos sugeridos são fáceis de incorporar nas refeições diárias e toda a família pode se beneficiar.

Sempre ajuda saber que não estamos sós. Neste livro você vai conhecer as pesquisas mais recentes sobre as alterações físicas pelas quais todas as mulheres passam e as razões por que temos mais probabilidade de ganhar peso, principalmente em torno da cintura, quando nos aproximamos da menopausa. Se achar que está pronta para mergulhar diretamente no assunto, você pode saltar para o Capítulo 3, A Dieta da Menopausa, e para o Capítulo 4, A Desintoxicação pela Dieta da Menopausa. Os conselhos contidos neles são calcados em pesquisas de ponta sobre as causas do ganho de peso na menopausa e oferecem soluções eficazes. Eles trazem os fundamentos necessários para que você compreenda o restante do livro e possa criar um plano de controle de peso adequado a você e a seus sintomas específicos. Se tiver dúvidas sobre sua capacidade de persistir na dieta, também lhe são apresentadas muitas sugestões sobre como continuar motivada quando as coisas ficarem difíceis e como terá muito a ganhar, seja qual for a idade ou fase da vida.

Sua mãe ou sua avó talvez possam ter usado o termo "transição" ao se referirem à menopausa, mas esta não é um evento isolado. Pelo contrário, é uma mudança que pode começar depois dos 30 ou 40 anos e se estender até a década da vida que começa aos 50 ou até mesmo aos 60 anos. É possível que você experimente sinais e sintomas da menopausa bem antes que a menstruação cesse permanentemente.

Quer você esteja em torno dos 30, quer tenha mais de 60, *A dieta da menopausa* será seu guia para passar pelas mudanças hormonais e alterações metabólicas que podem precipitar sintomas como ganho de peso, suores noturnos, perda da libido, insônia e variações de humor. Com esse plano, nada irá impedi-la de perder peso e se sentir mais saudável, feliz e atraente do que nunca.

O dilema da TRH

Devo fazer a terapia de reposição hormonal (TRH)? Essa é uma questão com que toda mulher mais cedo ou mais tarde irá se deparar. A informação a seguir deve ajudá-la a tomar uma decisão.

O que é a TRH?

Milhões de mulheres em todo o mundo usam a terapia de reposição hormonal para reduzir os sintomas e se proteger dos riscos à saúde associados à menopausa, como a osteoporose.

A TRH faz o que o nome indica: repõe os hormônios ovarianos, o estrogênio e a progesterona, que deixam de ser produzidos quando os ovários param de funcionar, na menopausa. Essa terapia pode ser iniciada em qualquer idade, mas costuma ser indicada na menopausa e mantida durante aproximadamente cinco anos para controlar sintomas como as ondas de calor (fogacho) e os suores noturnos. A TRH pode ter a forma de pílulas, creme ou adesivos, e a dosagem de hormônios pode ser aumentada ou diminuída de acordo com as condições pessoais e com a gravidade dos sintomas.

TRH: os prós
- A TRH é um tratamento eficaz para os sintomas da deficiência de estrogênio, como ondas de calor, suores noturnos, ressecamento vaginal e incontinência urinária. (O fogacho e os suores noturnos costumam melhorar depois de algumas semanas de tratamento. O ressecamento vaginal demora um pouco mais a responder ao tratamento, mas com o tempo quase sempre melhora.)
- A TRH também reduz o risco de osteoporose e de doenças cardíacas associadas à deficiência de estrogênio.
- A TRH é considerada especialmente benéfica e segura para mulheres que passam pela menopausa antes dos 40 anos como forma de reduzir o alto risco de osteoporose e de doenças cardíacas.
- Há uma quantidade cada vez maior de indícios de que a TRH pode reduzir os sintomas de artrite e o risco de câncer colorretal.

TRH: os contras
- Estudos recentes mostraram um maior risco de câncer de mama decorrente do uso da TRH.
- Pode haver também um aumento no risco de derrame e trombose (coágulos nas veias).
- Alguns estudos indicam uma relação entre a TRH e o câncer do ovário e do endométrio.
- Outra pesquisa questiona o benefício da TRH como prevenção de doença cardíaca e derrame.

No entanto, é importante ver os riscos à saúde decorrentes da TRH em uma perspectiva correta, uma vez que a maioria das mulheres que fazem a terapia não manifestam esses problemas, para os quais existem outros fatores de risco, como o excesso de peso e o tabagismo.

Efeitos colaterais da TRH

Aproximadamente 35 por cento das mulheres interrompem a TRH por causa dos efeitos colaterais indesejáveis. No entanto, muitas vezes eles podem ser resolvidos com uma mudança na dose ou no tipo de TRH, portanto é importante conversar com o médico sobre qualquer problema, antes de optar pela interrupção da terapia.

Os efeitos colaterais mais frequentes do estrogênio incluem retenção de líquidos, inchaço, mamas sensíveis, além de cólicas, náusea e mal-estar no estômago. Os efeitos colaterais da progesterona incluem retenção de líquidos, mamas sensíveis, depressão, náusea, irritabilidade, variações de humor, dor abdominal, dores nas costas e acne. A maioria dos efeitos colaterais desaparece entre o primeiro e o terceiro mês da terapia.

Muitas mulheres temem aumentar de peso como resultado da TRH, mas diversos estudos mostram não haver relação entre o ganho de peso e a terapia hormonal. Se uma mulher tiver tendência a engordar na meia-idade, isso irá acontecer, quer ela use a TRH, quer não. Um número reduzido de mulheres pode ser sensível ao estrogênio oral, principalmente se a dose for muito alta, o que as fará reter líquidos e ganhar peso. É suficiente reduzir a dose ou mudar para uma forma não oral da terapia para resolver esses problemas.

Diante disso, como ficam as mulheres que estão pensando em fazer, ou que já fazem, a TRH? É raro o mês em que a terapia e seus possíveis riscos não são notícia; no momento, os pesquisadores acreditam que os riscos associados ao uso da TRH são pequenos no caso de mulheres que comecem a tomá-la em torno dos 50 anos, por um período curto. Contudo, ainda não conhecemos os riscos e benefícios se a mesma mulher decidir fazer a terapia por mais que cinco anos. Também não sabemos de fato qual o melhor tipo ou a melhor dose da TRH.

Tomando a decisão

Usar a TRH não é certo nem errado. Você precisa analisar, com seu médico, os prós e os contras e decidir o que é melhor no seu caso. Não esqueça que existem alternativas. Se você achar difícil tolerar os efeitos colaterais da TRH, ou se a terapia não estiver melhorando os sintomas, informe-se com o médico sobre outras opções. Se você não precisar ou não quiser fazer a TRH ou usar qualquer tipo de medicação, talvez deva conversar com o médico sobre a abordagem natural.

Se você decidir não fazer a TRH, siga as orientações da Dieta da Menopausa e tome os suplementos recomendados. Se tiver sintomas da menopausa, tome as ervas e os suplementos recomendados no Capítulo 7 e acrescente outros suplementos que possam ser-lhe úteis.

A TRH natural

Se as mudanças na alimentação e no estilo de vida não reduzirem os sintomas, outra opção a considerar é a TRH natural. Às vezes denominada TRH bioidêntica, a terapia natural é derivada de fontes vegetais como a soja, processada quimicamente de modo que produza um estrogênio idêntico ao que o corpo produz. Estudos mostram que essa mistura pode ser mais segura e proteger mais os tecidos da mama que a TRH convencional, mas ela ainda tem efeitos colaterais como o edema (inchaço) e as dores de cabeça.

São raros os médicos que oferecem uma TRH natural. Entretanto, muitos estão começando a se interessar pelas medicinas complementares e a fazer treinamentos adicionais, portanto, nunca se sabe — o seu médico pode ser um fitoterapeuta treinado. Se este não for o caso, procure um fitoterapeuta profissional que poderá prescrever o remédio e a dosagem adequados a seu caso.

Interrupção da TRH

Se você estiver fazendo a TRH e quiser parar, é preciso conversar com seu médico. Ele pode indicar uma dosagem menor do mesmo medicamento ou outro para reduzir os efeitos colaterais que você possa estar sentindo. Se estiver decidida a parar, interrompa gradualmente o tratamento ao longo de três meses, se possível tomando doses cada vez menores. Durante esse período, siga realmente as orientações da Dieta da Menopausa, comece a tomar suplementos e inicie um bom programa de exercícios. Após três meses você poderá usar ervas medicinais, se estiver sentindo ondas de calor e outros sintomas.

Caso esteja usando a TRH com bons resultados, não terá necessidade de qualquer suplemento herbal. Embora não precise ler a seção sobre ervas, recomendamos reiteradamente que você siga a Dieta da Menopausa e as orientações sobre estilo de vida. Isso só fará bem, tanto a você quanto à medida da sua cintura, além de protegê-la naturalmente de outros problemas como doenças cardiovasculares, osteoporose e câncer. Se, apesar disso, preferir usar as ervas, converse com seu médico, já que algumas delas podem interagir com a TRH.

É tempo de transição

Quer você se decida contra ou a favor da TRH, as pesquisas mostram que é possível, por meio da alimentação, passar pela menopausa e abrir caminho para uma vida mais saudável e mais feliz. Portanto, se estiver disposta a desafiar o tempo, os hormônios e a gravidade, a Dieta da Menopausa é de fato o único plano dietético de que você irá precisar. Em poucas semanas estará prestes a abandonar sintomas, quilos, anos e preocupações.

É tempo de mudar. Deixe para outras pessoas as frustrações e os estresses das dietas da moda. Esta dieta totalmente agradável e satisfatória e este programa de vida foram feitos para você.

1. O que é a menopausa?

Se você estiver preocupada com o que irá acontecer a seu corpo quando virar a curva dos 40 anos, é bom saber que você não está só. *Todas* as mulheres enfrentam as mesmas mudanças biológicas. Dessa forma, antes de examinarmos em detalhe as maneiras de lidar com o insistente aumento de peso da meia-idade, vamos apresentar a pura realidade sobre o que está acontecendo com o seu corpo.

Um dia em sua vida

Para começar, o termo menopausa na verdade se refere a um único dia em sua vida: o 365º dia depois da sua última menstruação. Muitas mulheres passam por diversos alarmes falsos e podem ficar vários meses sem menstruar.

O 365º dia é importante porque sinaliza que seu corpo já não está produzindo estrogênio, o hormônio que regula o ciclo menstrual, em quantidade suficiente. A deficiência de estrogênio é um processo gradual que começa vários anos antes da menopausa. No Ocidente, a idade média das mulheres na menopausa é 51 anos, mas a faixa normal varia de 46 a 54 anos. Algumas mulheres chegam à menopausa antes dos 40 anos e algumas depois dos 60. Aproximadamente metade das mulheres para de ter menstruações antes dos 51 anos. Não se assuste se a menstruação parar antes dos 45, pois isso acontece a mais ou menos um terço das mulheres, e se você ainda ficar menstruada depois dos 50 anos, também é normal.

As causas da menopausa

Os ovários desencadeiam a menopausa porque têm uma vida útil mais ou menos 40 anos menor que a sua. Eles produzem a maior parte do estrogênio do corpo, além de sintetizarem dois outros hormônios sexuais importantes: a progesterona e o androgênio. O estrogênio e a progesterona controlam o ciclo menstrual e o androgênio alimenta o impulso sexual.

A produção de estrogênio e de progesterona nos ovários depende de uma interação complexa com outros hormônios, especialmente o hormônio folículo-estimulante (FSH) e o hormônio luteinizante (LH), secretados pela hipófise. A produção de hormônios também depende da capacidade dos ovários de amadurecer e liberar o óvulo, porque eles produzem o estrogênio enquanto o óvulo está amadurecendo. Depois da ovulação, quando o óvulo é liberado, o folículo vazio, ou corpo lúteo, produz a progesterona.

A menopausa acontece quando os ovários já não têm mais óvulos funcionais. Quando nascemos, temos entre um e três milhões de óvulos que são gradualmente perdidos com o passar do tempo. Na época do primeiro ciclo menstrual, tínhamos uma média de 400 mil óvulos. Ao chegar à menopausa, podemos ter menos que 10 mil. Perdemos um pequeno percentual desses óvulos por meio da ovulação normal (o ciclo menstrual), mas a maioria deles morre por um processo chamado atresia. Quando nos aproximamos dos 40 anos, os ovários já não respondem tão bem aos hormônios FSH e LH, e o nível dessas substâncias aumenta. Passamos então a ter menos ciclos em que a ovulação acontece e, como a progesterona é produzida após a ovulação, o primeiro efeito é uma redução no nível de progesterona. Finalmente, quando não restam mais óvulos, os ovários produzem quantidades cada vez menores de estrogênio até pararem completamente de funcionar.

Acredita-se que a perda gradual de estrogênio durante a menopausa seja a causa de muitos dos sintomas dessa fase, tais como menstruações irregulares, ondas de calor, dificuldade para dormir, suores noturnos, dores de cabeça, ressecamento vaginal, ressecamento da pele e variações de humor. Esses sintomas acontecem porque o estrogênio não regula somente a menstruação; ele também afeta muitas partes do corpo, inclusive os vasos sanguíneos, o coração, os ossos, os seios, o útero, o sistema urinário, a pele e o cérebro. Depois da menopausa, os ovários também reduzem a produção de testosterona, o hormônio envolvido na libido ou impulso sexual, o que causa uma diminuição do desejo sexual.

Peri o quê?

O termo perimenopausa é recente. Ele significa simplesmente estar próximo da menopausa, algo como oito anos antes e um ano depois da menopausa. Dessa forma, na maioria dos casos, a perimenopausa começa aos 40 e poucos anos; no entanto, ela pode começar quando se tem apenas 35 anos.

A perimenopausa é uma época de alterações hormonais bastante sutis, que começam a ficar mais evidentes quando nos aproximamos da menopausa. Se você tiver qualquer problema de saúde como tensão pré-menstrual (TPM), menstruação irregular ou enxaqueca, é possível que esses quadros sejam agravados pela instabilidade dos hormônios. Nesse período, você pode experimentar as primeiras ondas de calor ou os suores noturnos e se surpreender perguntando: "Está fazendo calor, ou sou eu?" É possível também que sinta cansaço, tenha dificuldade para se concentrar ou fique irritada ou ansiosa sem motivo. Para resumir, você pode simplesmente não se sentir bem. É importante ter paciência consigo mesma se tiver explosões de raiva de vez em quando. Lembre-se, o estrogênio afeta todas as partes do corpo; até seu cérebro sente falta dele, se não receber a dose que está esperando.

Durante a perimenopausa, você pode ficar menstruada com mais frequência, o fluxo pode ser mais leve ou mais pesado, ou a menstruação pode deixar de vir algumas vezes. É importante lembrar que a menstruação irregular pode ser sintoma de outras afecções, como problemas da tireoide, fibromas, TPM grave ou síndrome dos ovários policísticos (SOP), portanto vale a pena ir ao médico para descartar a possibilidade de sofrer de algum problema de saúde grave.

> **Você está na perimenopausa?**
>
> Se você tiver mais que quatro dos seguintes sintomas, é provável que esteja na perimenopausa.
> - Suas menstruações mudaram? Elas ficaram irregulares? O ciclo ficou mais curto?
> - Imediatamente antes da menstruação, você fica irritada, inchada e com vontade de comer doces?
> - Você está tendo mais dores de cabeça?
> - Tem dificuldade para dormir?
> - Você já teve alguma onda de calor ou suores noturnos?
> - Seu humor está variável?
> - Sua memória está falhando com frequência?
> - Você percebeu uma redução nas secreções vaginais?
> - Você percebeu que seu cabelo está menos cheio?
> - Sua pele está mais seca, mais sensível ou com manchas?

Para a maioria de nós, a perimenopausa é um período mais difícil que a menopausa e a vida depois dela. Felizmente, a dieta e as mudanças no estilo de vida recomendadas neste livro irão ajudar você e seu corpo a se ajustar aos níveis mais baixos de estrogênio, de modo que os sintomas possam diminuir. Enquanto isso, se você se sentir muito mal com algum dos sintomas, dê uma olhada no Capítulo 8: "SOS Menopausa".

Existem testes para a menopausa?

Uma consulta médica pode ajudar a determinar se você está na perimenopausa. O médico ou médica poderá descartar a hipótese de gravidez e solicitar um exame de sangue para conferir os níveis de estrogênio. O teste mais confiável consiste em medir o FSH (o hormônio folículo-estimulante) produzido pela hipófise para estimular a produção de estrogênio. À medida que os ovários produzem menos estrogênio, os níveis de FSH aumentam. Níveis de FSH da ordem de 30 a 40 mIU/ml (miliunidades internacionais por mililitro), ou mais, indicam que você está na perimenopausa. Níveis entre 10 e 30 mIU/ml indicam que ainda há uma função ovariana parcial. Lembre-se, porém, de que esse teste não é totalmente garantido, porque os níveis do FSH tendem a flutuar muito durante a perimenopausa e podem ser enganadores. Se você preferir não consultar o médico, já existem nas farmácias ou à venda pela internet kits para teste de menopausa, porém eles não são tão confiáveis quanto a opinião de um médico.

E se eu estiver tomando pílula?

O uso da pílula anticoncepcional pode mascarar a perimenopausa, pois controla sintomas como a irregularidade da menstruação, as ondas de calor e os suores noturnos. Portanto, pode ser difícil avaliar quando você deixa de ser fértil. Seu médico pode solicitar os exames de sangue que descrevemos e que medem os níveis de estrogênio e FSH, mas eles devem ser planejados para o último dia do intervalo em que você não toma a pílula. O uso da pílula anticoncepcional não altera o momento da menopausa, mas enquanto fizer uso dela você continuará a ter o sangramento.

Se você for saudável e não fumar, poderá tomar a pílula até a menopausa. Contudo, ela não deve ser tomada se você for uma fumante com mais de 35 anos. As pílulas somente de progestogênio podem ser utilizadas por fumantes até a menopausa. No entanto, por não conterem estrogênio, elas não irão controlar ou mascarar qualquer sintoma da perimenopausa.

Jovem demais para isso?

A menopausa antes dos 40 anos é chamada de falência ovariana prematura. Mais ou menos 1 por cento das mulheres têm menopausa prematura, o que costuma acontecer nas mulheres da mesma família. Pesquisas mostraram que a causa pode ser uma reação imunológica do corpo ao próprio tecido ovariano. Também é possível haver uma associação entre a falência ovariana prematura e outras doenças autoimunes como a diabetes do tipo I e a tireoidite (inflamação da glândula tireoide). Fumar também aumenta o risco de menopausa precoce. Se você tiver passado dos 30 anos e perceber sintomas da menopausa, deve procurar o médico para avaliar seus níveis de estrogênio e FSH e para descartar a possibilidade de outras afecções médicas graves.

É possível prever a última menstruação?

Não se pode prever quando virá a última menstruação, mas alguns fatores podem influenciar esse momento. A idade da primeira menstruação pode afetar a idade da menopausa, embora nenhum estudo tenha provado que isso aconteça. Também é possível que a idade da menopausa de sua mãe seja relevante, embora mais uma vez não exista comprovação científica sobre isso. As mulheres nascidas no outono podem passar pela menopausa mais tarde do que as nascidas na primavera. Pesquisas preliminares mostraram que as mulheres nascidas na primavera chegaram à menopausa, em média, aos 48 anos, enquanto as nascidas no outono chegaram lá aos 50. Mais uma situação em que a culpa é da mãe!

A menopausa das mulheres com excesso de peso costuma vir mais tarde, porque a gordura corporal converte alguns precursores hormonais em estrogênio, embora os níveis de estrogênio mais elevados nessas mulheres aumentem o risco de câncer de mama. As mulheres mais magras em geral têm os sintomas de menopausa mais agravados e também são mais propensas à osteoporose que as mulheres com mais gordura corporal. A má alimentação, o sedentarismo e o tabagismo também podem aumentar a probabilidade de menopausa precoce.

Finalmente, dois fatores que *não* influenciam a menopausa são o uso de pílula anticoncepcional e a idade em que nasceu o primeiro ou o último filho.

Até quando serei fértil?

Entre o ápice do período reprodutivo e a menopausa, a fertilidade da mulher diminui gradualmente, o que reduz o risco de uma gravidez não planejada. Apesar disso, ainda existe o risco. Se você não quiser ficar grávida, deve usar algum método anticoncepcional durante a perimenopausa, e deve continuar a usá-lo até ter passado dois anos sem ter uma menstruação ou qualquer sangramento, se tiver menos que 50 anos, ou um ano, se tiver passado dos 50.

Principais riscos associados à menopausa

Câncer de mama

Aproximadamente uma em cada cinquenta mulheres com mais de 50 anos tem câncer de mama. Embora o risco aumente continuamente durante os anos reprodutivos da mulher, ele cresce ainda mais após a menopausa, quando a presença de estrogênio sem a progesterona para equilibrá-lo pode fazer com que as células da mama se tornem cancerosas. Outros fatores de risco são:

- histórico familiar
- excesso de peso
- alimentação inadequada
- menstruação precoce (antes dos 12 anos)
- menopausa tardia (após os 55 anos)
- nascimento do primeiro filho depois dos 30 anos
- não ter filhos

A terapia de reposição hormonal (TRH) pode aumentar o risco. A melhor proteção é a alimentação saudável, a atividade física regular, o controle do peso e a localização precoce de qualquer sinal de câncer por meio do autoexame das mamas, realizado mensalmente, e de exames regulares de mamografia. Esta pode identificar um câncer até dois anos antes de você ou seu médico conseguirem perceber um caroço. Converse com seu médico para saber quando deve começar a fazer mamografia, e com que frequência.

Doenças cardiovasculares

Muitas mulheres ficam surpresas ao saber que as doenças cardiovasculares são a maior causa de morte na pós-menopausa. Na verdade, as mulheres têm 12 vezes mais probabilidade de morrer de doença cardíaca do que de câncer de mama. Estudos recentes mostram que a terapia de reposição hormonal (TRH) não nos protege de doenças cardiovasculares e pode, na verdade, aumentar ligeiramente o risco de ataques cardíacos, derrames e trombose. Se você estiver pensando em fazer a TRH, assegure-se de conversar com o médico sobre esses riscos.

Outros fatores que podem aumentar a probabilidade de desenvolver uma doença cardiovascular incluem:

- envelhecimento
- estar na menopausa/pós-menopausa
- histórico familiar
- tabagismo
- sedentarismo e/ou excesso de peso
- diabetes
- colesterol alto
- pressão alta
- consumo excessivo de álcool

Muito pode ser feito para prevenir e/ou diminuir o risco de uma doença cardiovascular. Discuta as indicações a seguir com o médico. Ele pode colocá-la na trilha de uma boa saúde cardíaca prolongada, recomendando algumas ou todas as medidas seguintes:

- parar de fumar
- tratar a pressão alta

- reduzir o colesterol
- controlar o peso
- fazer atividade física
- adotar uma dieta rica em fibras
- incluir mais soja em sua alimentação
- consumir álcool com moderação
- controlar o estresse
- fazer uso terapêutico da aspirina

Conforme mencionamos, a TRH pode aumentar o risco de doença cardiovascular e de câncer de mama, portanto, discuta a questão com seu médico.

Osteoporose

Esse risco tão comum à saúde está diretamente ligado aos anos após a menopausa, quando a falta de estrogênio faz as células produtoras do novo tecido ósseo ficarem menos ativas que as células que removem o tecido ósseo antigo. Em outras palavras, seus ossos passam a ser destruídos mais depressa do que são reconstruídos. A perda excessiva de massa óssea causa a osteoporose, tornando os ossos mais finos e fracos. A osteoporose aumenta o risco de fraturas e pode fazer a estatura diminuir e/ou as costas ficarem curvadas.

Essa doença se instala silenciosamente; não há sinais de advertência, e ela em geral só é detectada quando se sofre uma fratura. A osteoporose avança com rapidez: até 20 por cento do total de perda óssea esperado durante a vida acontece nos primeiros cinco a sete anos depois da menopausa. No entanto, ela é muito fácil de prevenir e tratar. Existem medidas que você pode adotar para cuidar dos ossos, como fazer exercícios regulares e incluir em sua dieta alimentos ricos em cálcio.

A vida depois da menopausa

Depois que tiver passado 365 dias sem ficar menstruada, considera-se que você está na fase da pós-menopausa. Seus ovários já não estão produzindo o estrogênio e a progesterona em quantidade suficiente para promover a ovulação e a menstruação.

Em vez de ver a vida depois da menopausa como o início do fim, muitas mulheres hoje veem essa fase como um novo começo. Estudos vêm mostrando que muitas de nós consideramos os anos da pós-menopausa como a melhor época de nossas vidas — um ponto de mutação — em que temos mais tempo e energia para nos concentrarmos na carreira, nos relacionamentos, no sexo, nos interesses pessoais, nos passatempos favoritos e em nós mesmas.

No que diz respeito aos sintomas, depois da menopausa você verá que eles irão desaparecer gradualmente; contudo, você precisará lidar com as alterações físicas resultantes das mudanças hormonais e do envelhecimento. A mucosa da vagina fica mais fina e ressecada, o que pode tornar dolorosos o sexo e a micção. Sua pele pode ficar mais fina e os níveis de colesterol mais altos. A massa óssea e o tônus muscular também podem diminuir, principalmente se você não fizer exercícios físicos. Se isso parecer assustador, lembre-se de que essas mudanças levam anos, até décadas, para acontecer. Elas também são fáceis de tratar, e mesmo de prevenir, com mudanças na alimentação e no estilo de vida, e, se absolutamente necessário, com medicamentos.

O objetivo deste livro não é apenas ajudá-la a controlar o peso; também é dar-lhe as ferramentas de que precisa para navegar por todos os estágios da menopausa — antes, durante e depois — sentindo-se mais em forma, mais saudável, mais magra e mais atraente do que nunca.

2. A expansão da meia-idade

Você vem percebendo nos últimos tempos alguns quilinhos a mais em torno da cintura? Bem-vinda à expansão da meia-idade, a alteração do corpo que ameaça as mulheres entre os 35 e os 55 anos.

Talvez você veja seu peso aumentar e tenha dificuldade em manter a distância os quilos extras. Não se preocupe — você não está só. A maioria das mulheres ganha de 5 a 8kg durante a perimenopausa, e esse aumento é sutil e gradual — em torno de 0,5kg por ano. (As mulheres cuja menopausa foi precoce ou cirúrgica podem ter um aumento de peso mais acelerado e mais radical.) Também é possível que a forma do seu corpo esteja mudando e o peso não se distribua da mesma forma que antes.

A mudança de forma

Nas proximidades da menopausa, muitas mulheres se queixam de flacidez em torno da cintura. Apesar de todos os esforços para controlar o peso, os quilinhos começam a se acumular em torno do abdômen, em vez de se concentrarem em torno dos quadris, nas coxas ou no bumbum. À medida que o estômago se dilata, as mulheres adquirem a "forma de maçã". De repente, as saias e calças com elástico na cintura parecem uma boa opção!

A expansão da cintura não só é vista e sentida como um desconforto, mas também prejudica a saúde, conforme um estudo realizado durante 25 anos pela Universidade de Gotemburgo, na Suécia. Ninguém sabe exatamente por que razão a forma de maçã traz mais risco à saúde que a forma de pera, mas pode ser consequência da maneira pela qual o corpo processa a gordura armazenada nas diferentes áreas. O corpo constantemente fraciona e faz circular a gordura acumulada em torno do abdômen, o que não acontece com a gordura dos quadris. Uma quantidade maior de gordura circulante aumenta o risco de doenças cardiovasculares e de estreitamento das artérias. A gordura abdominal também pode fazer pressão sobre os órgãos internos, principalmente o coração.

O problema do pneu sobressalente e do risco que ele representa para a saúde é um grande incentivo para mantermos um peso saudável durante a menopausa. Contudo, mesmo que você tenha cuidado com o que come, em nenhuma outra fase da vida é tão difícil perder peso. Pela primeira vez na vida pode ser trabalhoso perder alguns quilinhos indesejáveis. Você pode estar comendo e se exercitando tanto quanto antes, mas a gordura simplesmente se recusa a sair. As pesquisas atuais mostram que o ganho de peso durante a menopausa é influenciado pelas alterações hormonais e por diversos outros fatores, e não simplesmente por uma ausência de força de vontade.

Os hormônios e a manutenção do peso

Os hormônios do corpo causam um impacto direto sobre o apetite, o metabolismo e o acúmulo da gordura. Por isso é tão difícil controlar o peso durante a menopausa: não importa o que você faça, as flutuações dos níveis de estrogênio, testosterona e androgênio irão combater furiosamente os seus esforços.

O estrogênio

Não há nenhuma prova concreta de que a deficiência de estrogênio seja causa do acúmulo da gordura corporal, mas parece que esse hormônio pode afetar a atividade das células adiposas e influenciar na distribuição da gordura em redor do abdômen. Segundo uma teoria, à medida que os ovários produzem menos estrogênio, o corpo busca em outros lugares o hormônio necessário. As células de gordura corporal podem produzir estrogênio, portanto o corpo trabalha mais para converter calorias em gordura, de modo que aumenta os níveis de estrogênio. Infelizmente, as células de gordura não queimam calorias da mesma maneira que as células musculares, o que nos faz estocar quilos não desejados.

O declínio dos níveis de estrogênio também pode afetar o apetite. Mais estudos são necessários, mas aparentemente a menor produção do estrogênio faz o apetite aumentar, porque esse hormônio reduz o apetite. Eis aí algo difícil de digerir!

A progesterona

Durante a menopausa, os níveis de progesterona também diminuem. Tal como no caso do estrogênio, os níveis mais baixos da progesterona podem ser responsáveis por muitos sintomas da menopausa, inclusive o aumento de peso. Como consequência da redução dos níveis de progesterona, a retenção de líquidos, o inchaço e a menopausa costumam caminhar de mãos dadas. Embora isso na verdade não resulte em aumento de peso, suas roupas provavelmente irão parecer mais justas.

O androgênio

Esse hormônio é responsável por direcionar o peso extra diretamente para o tronco. Durante os anos da menopausa, o aumento de peso costuma ser chamado de expansão da meia-idade por causa do rápido aumento do diâmetro da cintura. O hormônio androgênio (tal como a testosterona, que também é um hormônio andrógeno) ajuda o corpo a transformar as calorias ingeridas em massa muscular magra. As células musculares queimam mais calorias que as células de gordura, aumentando o metabolismo. Na menopausa, os níveis de androgênio caem gradualmente, resultando na perda de massa muscular. Infelizmente, isso diminui o metabolismo, portanto o corpo passa a queimar calorias mais lentamente e os quilos se acumulam.

Outros fatores no ganho de peso da meia-idade

As alterações hormonais associadas com a menopausa não são necessariamente o único motivo ou ponto de partida para o ganho de peso. O envelhecimento e os fatores ligados ao estilo de vida também desempenham papel importante, como veremos a seguir.

Resistência à insulina

Problemas com o açúcar no sangue são uma causa frequente do aumento de peso depois dos 40 anos. A insulina é o hormônio que estabiliza os níveis de açúcar no sangue, o metabolismo e o peso. Muitas mulheres preocupadas com a aparência seguem uma dieta pobre em gorduras e rica em carboidratos, mas depois de algum tempo o tipo errado de carboidratos — principalmente os processados e refinados, carregados de açúcar — pode tornar o corpo resistente à insulina presente na corrente sanguínea. Quando isso acontece, as calorias que você ingere se transformam em gordura rapidamente.

Menos atividade física

Algumas mulheres que passaram dos 35 anos tendem a se exercitar menos, o que pode causar o aumento do peso. Na verdade, a causa mais comum do ganho de peso em qualquer idade é o sedentarismo.

Maus hábitos alimentares

Ingerir alimentos pobres em nutrientes significa comer calorias vazias. Essas calorias serão convertidas em gordura se não forem queimadas para produzir energia.

Redução da queima de calorias

O número de calorias de que precisamos diminui ligeiramente à medida que envelhecemos porque o envelhecimento promove a substituição dos músculos pela gordura. O músculo queima mais calorias que a gordura. Quando a composição do corpo passa a ter mais gordura e menos músculo, o metabolismo fica mais lento.

Em família

Fatores genéticos também podem desempenhar um papel no ganho de peso. Se seus pais e outros parentes próximos acumulam peso em torno do abdômen, você também pode estar predisposta a isso. No entanto, não faça disso uma desculpa! Quer seus parentes sejam obesos, quer não, com certeza não é inevitável ganhar peso, e muito pode ser feito para combater a gordura. Este livro mostra como fazê-lo.

O estresse

Os maus hábitos de sono e o estresse também podem contribuir para uma cintura em expansão. (Para mais informações sobre os efeitos prejudiciais do estresse, ver Capítulo 4.)

Para proteger sua saúde futura

Se você está se aproximando da menopausa, o peso excessivo não dificulta apenas vestir uma calça jeans; ele também representa um sério risco à saúde. O hormônio mais importante nesse processo é o estrogênio.

O estrogênio é produzido pelos ovários, pelas glândulas suprarrenais (que ficam acima dos rins) e pela gordura corporal. Esta produz estrogênio durante toda a vida, e essa é uma das razões pelas quais uma dieta muito pobre em gorduras é tão prejudicial para as mulheres. Na quantidade adequada, o estrogênio protege os ossos e o coração, mas os problemas surgem quando os níveis desse hormônio ficam muito elevados ou muito baixos. Se você não tiver estrogênio suficiente, os ossos e o coração correm perigo, mas se você tiver excesso do hormônio, correrá o risco de ter câncer e diabetes.

Como a gordura corporal produz estrogênio, quanto mais peso você acumular, mais estrogênio provavelmente terá. Essa é a razão pela qual é bom ter alguns quilos a mais na menopausa, já que o estrogênio extra irá compensar a menor produção do hormônio pelos ovários. No entanto, se você estiver obesa, o excesso de estrogênio pode aumentar o risco de câncer de mama e de útero, porque o hormônio estimula as células cancerosas nessas áreas. Outras afecções são influenciadas por um nível elevado de estrogênio, inclusive a endometriose (em que o tecido que reveste o útero cresce fora do útero), os tumores fibroides (tumores benignos no útero), a menstruação abundante e a sensibilidade ou dor nos seios.

Uma das maneiras mais simples e eficazes de equilibrar os níveis de estrogênio é ter uma alimentação saudável. Comer bem não só ajuda a equilibrar os hormônios, controlar o peso e lidar com a realidade diária dos sintomas da menopausa, mas também pode proteger sua saúde futura e prolongar sua vida.

Por que as dietas não funcionam

Se um excesso de peso, principalmente em torno da cintura, estiver sobrecarregando sua calça jeans, seu coração e sua saúde, a resposta é simples: mantenha um peso saudável. Então, a solução é fazer dieta? De jeito nenhum!

Fazer dieta durante a perimenopausa para perder peso talvez seja a pior coisa que se possa fazer. É possível acontecer uma perda rápida de peso nas primeiras semanas, mas isso na verdade significa transformar músculos e água em calorias. Com o passar do tempo, simplesmente se recupera todo o peso, sem ganhar nada a não ser uma pele flácida.

As dietas não funcionam porque quando restringimos a ingestão de alimentos ou limitamos as calorias ingeridas estamos transmitindo ao corpo uma mensagem que o faz entrar no modo de armazenamento. É um mecanismo de defesa do organismo para se defender da escassez de alimentos. Pensando que vai passar muito tempo sem receber alimento, o corpo freia o metabolismo e armazena todas as calorias que lhe são fornecidas, aumentando o peso. Na melhor das hipóteses, as dietas não funcionam; elas falham espetacularmente durante a transição da menopausa, quando o necessário é acelerar o metabolismo, e não diminuir seu ritmo.

A segunda razão pela qual os regimes de emagrecimento fracassam é o fato de muitas dietas da moda restringirem a ingestão de nutrientes. Quando estamos tentando perder peso, precisamos de todos os nutrientes que pudermos conseguir. Por exemplo, se você estiver fazendo uma dieta hiperproteica, não estará recebendo a cota necessária dos nutrientes contidos nos carboidratos complexos como o arroz integral, que pode lhe dar energia, melhorar o humor, queimar calorias e estimular o impulso sexual.

Uma ingestão adequada de nutrientes de todos os grupos alimentares é essencial à saúde e ao bem-estar. Isso ocorre porque o alimento é um combustível. Ele ajuda o corpo a funcionar da forma ideal. Fazer economia na qualidade e na quantidade da alimentação tem um preço. Se não estivermos comendo bem, poderemos prejudicar os hormônios, comprometer o sistema imunológico e ficar mais suscetíveis a ganhar peso e a ter resfriados e infecções. Também podemos aumentar o risco de sofrer de afecções como doenças cardiovasculares, câncer, diabetes, menstruação irregular, hipertensão, depressão, estresse, insônia, artrite e osteoporose.

A Dieta da Menopausa não se baseia em restringir as escolhas de alimentos e se privar de nutrientes. Pelo contrário, ela está baseada na ingestão de muitos alimentos saudáveis para reduzir os sintomas da menopausa e acelerar o metabolismo, de modo que o excesso de peso desapareça. Para resumir, essa dieta trata de comer mais, não menos. É uma dieta de fartura.

Encontre o equilíbrio correto

Antes de mergulhar na Dieta da Menopausa, é importante ter em mente que, em sua idade, um pequeno ganho de peso é normal e deve ser esperado. Na vida de uma mulher há três momentos em que o aumento de peso é normal e saudável: na puberdade, na gravidez e na menopausa. Aproximadamente 90 por cento das mulheres na menopausa irão ganhar algum peso entre os 35 e os 55 anos.

Pode ser difícil, principalmente se você passou a vida controlando o peso, mas é importante aprender a aceitar a menopausa, e talvez alguns quilos a mais que vêm com ela, como algo natural e até benéfico. Ser magra é bom, mas ser muito magra na menopausa não é. Como vimos, o corpo precisa de alguma gordura para produzir o estrogênio, e se o nível desse hormônio cair demais, você provavelmente terá mais sintomas da menopausa como ondas de calor e alterações de humor. Um pouco de peso a mais não só irá reduzir os sintomas associados à menopausa, mas também irá protegê-la de perigos como a osteoporose.

Ao invés de odiar seu corpo, tente se aceitar mais. Isso não significa acumular os quilos e esquecer para sempre como é usar um jeans justo; significa apenas que você deve ter um senso de equilíbrio e perspectiva. Ganhar peso demais certamente não é saudável e pode ser extremamente prejudicial à sua saúde. Por outro lado, não vai ser o fim do mundo se você subir um manequim ou ficar alguns quilinhos mais redonda do que era aos 20 anos. O importante é se sentir em forma e saudável.

Dito isso, se você se sentir desconfortável com a perspectiva de ganhar peso na menopausa, existem meios de evitar isso, antes que ela comece. E se você já começou a aumentar demais a linha da cintura, ou aumentou muito o tamanho da roupa, nunca é tarde para mudar de direção com a Dieta da Menopausa.

3. A Dieta da Menopausa

Você pode descobrir que uma mudança em sua alimentação é só o que precisa para controlar o peso, aliviar os sintomas da menopausa e reduzir os riscos à saúde em longo prazo; ou pode preferir conversar com seu médico sobre a terapia de reposição hormonal. Seja o que for que você decida, uma boa dieta e um bom programa nutricional são a base — quando aliados à atividade física — para se administrar a menopausa, sem falar de quaisquer medicações, ervas ou tratamentos que você utilize.

Sua dose diária de autoajuda, na bandeja

Os sintomas da menopausa podem muitas vezes abater sua autoestima e fazer com que você se sinta triste e deprimida. Cuidar da dieta pode transformar esse sentimento de impotência numa atitude mais positiva, porque é algo que *você* pode controlar todos os dias. O estímulo que vem do fato de fazer algo para aliviar os sintomas e aumentar a energia pode ser muito motivador.

À primeira vista, mudar os hábitos alimentares pode parecer um desafio assustador, mas a Dieta da Menopausa não é complicada, trabalhosa ou insatisfatória. Tudo que você precisa fazer para aliviar os sintomas e disparar uma perda permanente de peso é seguir as orientações simples que iremos apresentar e começar a fazer opções alimentares saudáveis, hoje mesmo. Não há nada mais simples.

Cada um dos dez passos a seguir focaliza um aspecto da Dieta da Menopausa. Em cada passo explicamos por que a mudança dietética recomendada é benéfica, bem como de que forma aquele passo irá afetar seu corpo e sua saúde.

Os passos estão organizados numa ordem que constitui a maneira mais fácil de começar a introduzir mudanças em sua vida. Experimente cada uma e persista nela por um ou dois dias, ou pelo tempo necessário para se sentir à vontade com ela, antes de avançar para o próximo passo. Tenha o cuidado de dar-se o tempo necessário para se adaptar à dieta. Se você estiver acostumada a comer de uma determinada maneira, precisará de algum tempo para reeducar suas papilas gustativas. Em geral, a maioria das pessoas leva de um a dois meses para se ajustar a um novo plano alimentar.

Passo um: esqueça as dietas

Embora esta seja a Dieta da Menopausa, não se trata realmente de uma dieta. É um plano de alimentação saudável, um estímulo para comer alimentos frescos, saudáveis e deliciosos que a ajudarão a perder peso e a sentir-se muito bem.

A palavra "dieta" faz pensar em algo com início e fim; uma carga rápida, e não um modo de vida, o que também significa que o peso vai ser novamente acumulado tão logo você pare de fazê-la. Talvez durante a maior parte da sua vida você tenha seguido uma ou outra dieta, ou tenha passado anos preocupada com a forma de perder peso. Porém, se sua meta for saúde e felicidade, em vez de perda de peso, todo o seu relacionamento com a comida irá mudar. É difícil abandonar a mentalidade de dieta, principalmente quando os quilos vêm se acumulando, mas quando você começar a pensar sobre comida como uma forma de proteger a saúde e aumentar a energia, uma coisa maravilhosa irá começar a acontecer: você perderá peso, sem nem mesmo tentar!

Ações recomendadas

- **Saboreie a comida**. Nós realmente somos o que comemos. O que levamos à boca afeta nossa aparência, nossos pensamentos e sentimentos — mas não se deixe intimidar por isso. Comer de forma saudável não deve excluir o prazer, nem privá-la de todos os sabores e alimentos que você adora. Coma uma grande variedade de alimentos e não exclua nenhum dos grupos alimentares. Divirta-se enchendo o prato de cores e fazendo experiências com todos os sabores e alimentos frescos, saudáveis, deliciosos e satisfatórios que existem.
- **Siga a regra dos 80/20**: obedeça à risca às orientações da Dieta da Menopausa durante 80 por cento do tempo e coma o que quiser nos 20 por cento restantes. Não se pode comer de forma saudável o tempo todo, e uma indulgência ocasional não vai

prejudicá-la nem significar que você fracassou; o que prejudica é o excesso. Dessa forma você realmente pode ter o melhor dos dois mundos.
- **Se você tiver um relacionamento difícil com a comida** ou tiver tendência a comer para compensar frustrações, veja os conselhos do Capítulo 6 antes de começar a Dieta da Menopausa.
- **Evite alimentos dietéticos.** Os alimentos dietéticos podem conter pouca gordura, mas em geral são pobres em nutrientes e carregados de açúcar. O excesso de açúcar vai fazer oscilar o nível de açúcar no sangue, o que provoca o desejo de comer, causa rugas (o açúcar prejudica a produção do colágeno na pele) e aumenta o risco de se ter problemas de saúde como a resistência à insulina e o diabetes. Além disso, os alimentos dietéticos com aditivos e adoçantes podem até fazê-la comer mais. Isso ocorre porque quando damos ao corpo algo que parece ter muitas calorias, mas não tem, provavelmente iremos ansiar por substâncias calóricas. Portanto, não encha a cesta de compras com alimentos sem gordura — é melhor saborear um biscoito com teor normal de gordura que devorar cinco biscoitos dietéticos que terão o mesmo número de calorias.
- **Pense na Dieta da Menopausa como um guia para comer de forma saudável durante toda a vida.** Você pode usá-la como forma de garantir que seu corpo receba todos os nutrientes necessários para aliviar os sintomas da menopausa e para ficar com a pele radiante, ossos fortes e energia ilimitada. Sua perda de peso será uma consequência de ser uma pessoa mais saudável e feliz.

Passo dois: coma com mais frequência

Esqueça o que sua mãe dizia sobre não comer entre as refeições. O foco da Dieta da Menopausa é comer mais, e não menos, desde que os alimentos sejam saudáveis e nutritivos. Essa dieta também preconiza se alimentar com mais frequência. Tente não passar mais que três ou quatro horas sem ingerir nada. Muitas de nós deixamos de comer no café da manhã ou tomamos apenas um cafezinho, seguido de um almoço leve e de uma refeição noturna tardia, muitas vezes às 9h ou 10h da noite. Passar fome e acumular calorias dessa maneira não é uma boa ideia.

Ficar muito tempo sem comer pode incentivar o ganho de peso. Deixar de fazer uma refeição pode reduzir o metabolismo (queima de gorduras) em até 5 por cento. No entanto, fazer refeições e lanches regulares em intervalos de poucas horas mantém seu metabolismo ativo, porque o estômago nunca fica vazio. Intervalos longos entre as refeições também resultam em níveis baixos de açúcar no sangue, o que faz com que você anseie por alimentos calóricos e guloseimas — exatamente o tipo de comida que contribui para o aumento de peso. Um lanche saudável entre as refeições lembra ao corpo que você tem um suprimento regular de comida, portanto ele não vai entrar no modo de armazenamento e desacelerar o metabolismo. Essa prática também ajuda a perder peso por manter estáveis os níveis de açúcar no sangue, o que por sua vez ajuda a equilibrar o humor, os níveis de hormônio e a redução do peso.

Finalmente, seu estômago se expande e contrai de acordo com a quantidade de alimento que você ingere, e perde a tonicidade quando é muito dilatado. Portanto, uma vez que o estômago se expande demais por conta de uma refeição copiosa, será preciso mais comida para satisfazer a fome, de acordo com a pesquisa realizada no St Luke's Roosevelt Hospital, em Nova York. Por outro lado, comer refeições menores ao longo do dia não deixa o estômago vazio, nem dilatado, de modo que a sensação de satisfação vem mais depressa.

Ações recomendadas

- **Nunca deixe um intervalo maior que duas ou três horas entre as refeições e os lanches.** Procure começar o dia com um desjejum, faça um lanche no meio da manhã, seguido por um almoço, um lanche à tarde e um jantar leve.
- **Jamais suprima o desjejum.** A primeira refeição do dia deve ser a mais importante, porque ela desperta seu metabolismo, aumenta a energia e lhe dá o impulso inicial para o dia. Se você não gostar de comer logo que acorda, procure caminhar 15 minutos antes ou deixar a mesa do café da manhã pronta no dia anterior, para sentir-se motivado.
- **Coma a maior parte das calorias no início do dia.** Procure almoçar bem e jantar uma refeição leve, de modo que tenha a chance de usar as calorias enquanto está em atividade. Se comer muito à noite e se deitar em seguida, você só irá confundir o metabolismo e muito provavelmente ganhar mais peso.
- **Prefira lanches saudáveis.** Entre o café da manhã e o almoço e entre o almoço e o jantar, faça um lanche leve. Assegure-se de incluir nele alguma proteína. Mais adiante você irá saber o motivo, mas, por en-

quanto, as sugestões para um lanche saudável, que apresentamos a seguir, irão colocá-la na trilha certa.

Receita para o lanche

Um lanche saudável não é uma xícara de café com leite com alguns biscoitos de chocolate. Em vez disso, experimente:

- Uma porção de frutas, que aumenta a imunidade, com algumas castanhas ou sementes, que equilibram o humor.
- Uma fatia de pão integral ou de centeio, rico em fibras, coberta de pasta de amêndoas, boa para a pele.
- Um biscoito de aveia, que elimina a fome, coberto de pasta de grão-de-bico, que equilibra os hormônios.
- Iogurte natural desnatado, que fortalece os ossos, com algumas frutas silvestres que promovam o antienvelhecimento.
- Faça um espetinho com pequenos pedaços de frutas da estação, nutritivas e deliciosas, polvilhadas com sementes.
- Se você for chocólatra, experimente três quadradinhos de chocolate amargo (sem leite) com três amêndoas inteiras. Você irá economizar calorias e ganhar antioxidantes bons para o coração e ácidos graxos essenciais que combatem as rugas.
- Se você não vive sem um salgadinho, experimente trocá-los por pedaços de pão árabe com molho picante. Você vai economizar calorias e ganhar antioxidantes bons para o coração e especiarias que melhoram a circulação.
- Se tem vontade de comer queijo, troque-o por pasta de grão-de-bico com palitinhos de legumes crus. Você irá economizar calorias e ganhar proteínas energéticas e fitoestrógenos, que equilibram os hormônios.

Passo três: fibras

Procure consumir uma dieta rica em fibras. A fibra alimentar é mais conhecida por seus efeitos benéficos sobre a digestão. No entanto, a quantidade de fibras consumida na alimentação também determina quanto estrogênio vai ser excretado e quanto vai ser armazenado; portanto, elas são muito importantes na menopausa. A fibra solúvel, encontrada nas frutas, na aveia e no feijão, forma ligações com as toxinas, fazendo com que elas sejam excretadas. A fibra solúvel também se liga com uma parte do colesterol dos alimentos ingeridos, o que reduz os níveis de colesterol e diminui o risco de doenças cardiovasculares.

A fibra também é importante para o controle do peso, porque retarda a conversão dos carboidratos em açúcar, o que nos dá a sensação de estômago cheio, reduzindo a tendência a comer em excesso.

Ações recomendadas

- **Prefira alimentos integrais ricos em fibras.** Os alimentos integrais não são refinados e estão na forma mais natural. Ele são cheios de fibras e nutrientes que ajudam a equilibrar os hormônios e acelerar o metabolismo. Alimentos integrais não contêm corantes, flavorizantes ou conservantes. O corpo adora os alimentos integrais porque retira deles muitas coisas boas sem perder energia tentando se livrar de resíduos. Os legumes, verduras e frutas frescos, os cereais e pães integrais, as leguminosas (ervilhas e feijões), as folhas verdes, as amêndoas, nozes e sementes são alimentos integrais, portanto coma-os à vontade.

- **Prefira os cereais e pães integrais aos cereais e pães brancos** porque os integrais têm um teor mais alto de fibras. Evite os farináceos e farelos refinados porque eles têm pouco valor nutricional e agem muito depressa, impedindo o corpo de absorver os nutrientes. Entre os farináceos saudáveis temos: trigo integral, quinoa, milho, centeio, aveia, cevada, germe de trigo e arroz integral. O trigo sarraceno e o painço não são grãos, mas são boas alternativas.
- **Vá devagar.** Se você não estiver habituada a uma dieta rica em fibras, acrescente-as aos poucos para dar a seu sistema digestivo tempo para se adaptar.

Passo quatro: deixe o açúcar de lado

Uma vez que se acostume a comer com regularidade e a consumir mais alimentos integrais, você estará pronta para o próximo estágio: monitorar a ingestão de açúcar.

O açúcar já foi associado a diversos problemas de saúde, inclusive câncer, diabetes e doenças cardiovasculares. Ele não contém nutrientes e vai direto para a corrente sanguínea, onde aumenta o nível de glicose e estimula a liberação de insulina. Esta faz o nível de açúcar no sangue cair e o corpo ter a necessidade de mais açúcar, que lhe dará um surto de energia de curta duração, mais uma vez seguido por uma queda brusca. É um círculo vicioso que pode desencadear irritação, cansaço e mau humor. O açúcar também pode sobrecarregar o fígado e impedi-lo de processar o estrogênio de forma eficaz. Dessa forma, os níveis desse hormônio flutuam, o que não é nada bom durante a menopausa.

O açúcar que o corpo não utiliza imediatamente para obter energia é convertido em gordura, o que a maioria das mulheres não deseja, nem precisa. A solução é simples: diminua o consumo de açúcar.

Ações recomendadas

- **Reduza o consumo de alimentos que contenham açúcar.** Doces, biscoitos, bolos, tortas e outros alimentos industrializados contêm açúcar. Se você sentir que o nível de açúcar no sangue está diminuindo, não apele para um chocolate ou uma guloseima doce que pode elevar rapidamente o nível de glicose no sangue. Em lugar disso, coma algo que forneça o açúcar de uma forma progressiva. Os alimentos refinados como o pão branco, o arroz branco, o purê de batata instantâneo e os flocos de milho podem agir sobre o sistema da mesma forma que o açúcar, porque não contêm fibra. Portanto, sempre é melhor optar pelos grãos integrais e as frutas, legumes e verduras frescos.
- **Confira o rótulo.** Comece a conferir os rótulos dos alimentos, já que o açúcar é um ingrediente oculto em muitos deles, principalmente nos industrializados. Ele aparece com diferentes nomes: açúcar mascavo, suco de fruta concentrado, glucose de milho, dextrose, frutose, glicose, mel, lactose, maltose, melado, açúcar cristal e sacarose. Você também pode optar pelas frutas frescas, em vez das enlatadas. Experimente usar geleias e gelatinas com baixo teor de açúcar. Se você costuma colocar açúcar no chá, comece a reduzir a quantidade gradualmente. É

melhor evitar adoçantes, já que ele é associado a problemas hormonais, ganho de peso e até ao câncer. Se você precisar muito de um sabor doce, um pouquinho de açúcar é aceitável, mas é bem melhor acrescentar adoçantes naturais como as frutas, ou especiarias como canela, cardamomo, gengibre e noz-moscada. Você também pode experimentar a estévia, alternativa herbal doce e sem calorias, que pode ser encontrada na maioria das lojas de produtos naturais.

- **Não confie no índice glicêmico (IG).** Se você está se aproximando da menopausa, o IG deve ser usado com bom senso. A ideia é que comer alimentos que liberam lentamente o açúcar lhe dá um fornecimento contínuo de energia, equilibrando a glicose no sangue, de modo que você não sinta fome e esteja protegida do desejo por açúcar. O problema é que você não pode confiar no IG para saber se um alimento é saudável ou não. Por exemplo, uma barra de chocolate com amêndoas ou um sorvete podem ter um IG mais baixo que o de uma batata assada, porque liberam o açúcar mais devagar para cada 100g, mas não é preciso ser um gênio para saber qual desses alimentos é mais nutritivo. Isso acontece porque a gordura reduz o ritmo da liberação de açúcar dos alimentos, de modo que uma comida pouco saudável, com alto teor de gordura, geralmente tem um índice glicêmico baixo.

Se você estiver pensando em utilizar o IG como referência, é preciso considerar o índice para toda a refeição que está consumindo. Isso significa que você pode comer alimentos com um IG elevado, como uma batata assada, desde que os combine com fibra, gordura saudável e proteína, para tornar mais lenta a liberação de açúcar. Também é bom pensar sobre o tamanho da porção. Uma porção pequena de um alimento com alto IG que seja carregado de nutrientes — como passas e cenoura — pode fazer muito bem. (Para as mais informadas, o tamanho da porção dos alimentos em relação ao IG é chamada de carga glicêmica — CG.) Se tudo isso parecer confuso, use o bom senso.

Outra maneira rápida de analisar o impacto de um alimento sobre os seus níveis de açúcar no sangue é pensar sobre o grau de refinamento. Se o alimento for muito refinado — contendo açúcar, sal, aditivos e conservantes —, vai perturbar o equilíbrio do açúcar no sangue e disparar sintomas como dores de cabeça, fadiga, alterações de humor e ganho de peso. Quanto menos refinado o alimento, menor a probabilidade de fazer os níveis de açúcar no sangue dispararem.

- **Persevere.** Pode parecer muito difícil reduzir o consumo de açúcar, mas quando você tiver começado, e já estiver comendo seis refeições e lanches saudáveis por dia, verá que o desejo de açúcar irá diminuir naturalmente porque o nível de glicose no sangue vai ficar estável. Você pode pensar que o açúcar é seu amigo quando está desanimada, mas acredite, ele não é. Deixe o açúcar de lado.

Se você é uma formiguinha

- Se você não vive sem um doce, a alternativa mais saudável é apelar para frutas frescas ou secas, como damascos, maçãs ou peras. As frutas são cheias de nutrientes e podem dar-lhe uma carga de energia natural.
- Um iogurte desnatado sem açúcar misturado com frutas (ou com uma colherada de geleia sem gordura, de vez em quando) é uma alternativa doce, cremosa, satisfatória, nutritiva e leve.
- Em vez de tomar um refrigerante cheio de açúcar, aditivos e calorias, experimente trocá-lo por uma vitamina. As vitaminas são feitas de suco de frutas de verdade. Elas são deliciosas, doces e cheias de coisas boas.
- Experimente uma tigela de aveia cozida com uma pitada de estévia ou um pouco de xarope de bordô. Ela vai ao mesmo tempo satisfazer seu desejo por açúcar, afastar a fome e dar-lhe uma dose de conforto.
- Uma barra pequena de chocolate amargo de boa qualidade é naturalmente rica em propriedades saudáveis. Com moderação, ela pode oferecer aos chocólatras uma alternativa saudável, com baixo teor de gorduras, em substituição às barras de chocolate com alto teor de gordura e muito açúcar.

(Ver também, no Capítulo 6, as dicas sobre o hábito de comer para compensar frustrações)

Passo cinco: reveja conceitos sobre as gorduras

Muitas de nós passamos anos optando por alimentos com baixo teor de gordura, mas isso é proibido quando se quer perder peso. É verdade que a gordura é muito calórica, mas se você estiver chegando à menopausa, ela será crucial para a saúde, a pele e a medida da cintura. Você só precisa ter o cuidado de comer o tipo certo de gordura, em pequenas quantidades.

As gorduras saturadas, encontradas nos laticínios e na carne vermelha, aumentam o colesterol e o risco de doenças cardíacas, que já é mais alto na menopausa, e ainda de obesidade e de alguns tipos de câncer. É preciso evitar também as gorduras e os óleos hidrogenados, que aumentam o risco de doenças cardíacas e de diabetes. Eles podem ser encontrados na forma de frituras, ou gorduras trans, presentes nos alimentos industrializados, nas margarinas e em fast food, assim como em bolos, doces e biscoitos.

As gorduras insaturadas, encontradas no azeite de oliva, e os ácidos graxos essenciais (AGE) como o ômega 3 e o ômega 6, encontrados nos peixes gordurosos e nas nozes, castanhas e sementes, protegem o coração, promovem a saúde dos cabelos e das articulações, previnem as rugas e melhoram a função cerebral. Os AGE também ajudam na perda de peso porque retardam a passagem dos carboidratos para a corrente sanguínea, mantendo estável o nível de açúcar no sangue e reduzindo o nível de insulina. Na verdade, os AGE são um dos melhores estabilizantes de glicose no sangue e, como a essa altura você provavelmente já terá percebido, níveis estáveis de açúcar no sangue correspondem a uma menor probabilidade de fadiga, alterações de humor, doenças cardíacas, depressão e obesidade.

Ações Recomendadas

- **Limite a ingestão de gorduras saturadas.** Prefira os laticínios desnatados. Opte pela carne branca e pelos peixes, em vez da carne vermelha. Se você precisar comer carne vermelha, prefira os cortes sem gordura.
- **Evite a gordura trans.** Essa é mais difícil de evitar que as gorduras saturadas, porque está escondida em margarinas, alimentos industrializados e guloseimas como biscoitos, bolos e salgadinhos. Se você estiver aumentando o consumo de alimentos integrais e fibras e reduzindo o açúcar e os carboidratos refinados, provavelmente já reduziu a quantidade de gordura trans em sua dieta. Em vez de margarina, pode ser melhor comer uma quantidade pequena de manteiga.
- **Aumente a ingestão de óleos com ômega 3 e ômega 6.** Não é muito provável que você tenha deficiência de ômega 6, porque ele é mais fácil de encontrar nas dietas ocidentais, em alimentos como as verduras, os óleos de soja, girassol e gergelim e o azeite de oliva. O ômega 3 é menos comum, sendo encontrado nos óleos de peixes de água fria como cavala, salmão, arenque e sardinhas, assim como nas sementes de cânhamo e de linhaça, no óleo de soja, nas amêndoas, castanhas e nozes e outras sementes.

- **Coma peixes gordurosos.** Procure consumir peixes gordurosos pelo menos duas vezes por semana, porém não mais que quatro vezes. Se você não gostar de peixe, pode comer vegetais marinhos (algas) e aumentar a ingestão de sementes de cânhamo e linhaça — uma grande fonte de ômega 3. Você pode começar experimentando uma dose diária de três colheres de chá de óleo de linhaça extraído a frio ou três colheres de sopa de sementes de linhaça moídas. Também pode usar sementes de cânhamo e linhaça no molho para salada ou em vitaminas de frutas e legumes.
- **Use somente óleos vegetais extraídos por prensagem a frio.** De todos os óleos vegetais que podem ser facilmente encontrados, somente três contêm tanto o ômega 3 quando o ômega 6: o óleo de linhaça, o óleo de cânhamo e o óleo de soja. Portanto, procure usar um deles. Outros, como o azeite de oliva e o óleo de girassol, contêm ômega 6, mas não contêm uma quantidade suficiente de ômega 3.
- **Coma nozes e sementes.** As nozes, amêndoas, pecãs, castanha-do-pará e castanha-de-caju, e sementes como as de abóbora, girassol, cânhamo e gergelim são boas fontes de AGE, portanto tente comer um punhado delas todo dia no lanche entre as refeições ou polvilhadas na salada, na sopa ou em um cereal. Você também pode usá-las em bolos e biscoitos.
- **Evite alimentos industrializados e refinados.** Essa é uma excelente forma de garantir que você assimile mais AGE em sua alimentação, já que os alimentos altamente processados bloqueiam a absorção desses nutrientes.

Passo seis: uma dose diária de proteína

Uma dose diária de proteína é importante porque ela desempenha um papel fundamental na manutenção do equilíbrio do açúcar no sangue. Se você comer um alimento açucarado acompanhado de uma porção de proteína, esta irá desacelerar a conversão do açúcar. Mas não é só por isso que a proteína é importante para mulheres acima dos 40 anos. Ela também é vital para o equilíbrio dos hormônios e o metabolismo das gorduras.

Nossos corpos não conseguem armazenar proteína da mesma forma como armazenam carboidratos e gorduras, portanto é preciso ingeri-la constantemente. Por isso é importante comer proteína de boa qualidade em todas as refeições e lanches. Porém, não exagere, já que o excesso de proteína deixa menos espaço para todos os carboidratos e gorduras ricos em nutrientes e necessários para equilibrar o açúcar no sangue e aumentar a energia. Uma dieta hiperproteica também pode aumentar o risco de diabetes e doenças cardiovasculares. Portanto, precisamos comer proteína de boa qualidade em todas as refeições, tendo o cuidado de *também* comer carboidratos e gorduras nutritivos e saudáveis como parte de uma dieta variada e equilibrada.

Ações recomendadas

- **Inclua em sua dieta proteínas magras variadas.** Tenha o cuidado de incluir uma porção de proteína em cada refeição: queijo desnatado, leite desnatado, iogurte desnatado, carne magra, aves, frutos do mar, peixes, nozes, castanhas e sementes. Outras fontes excelentes de proteína são: soja, ervilha, feijão, feijão carioquinha, feijão-de-lima, feijão-fradinho, germe de

trigo, lentilha, feijão-preto, espirulina* e grãos como a quinoa, os cereais integrais, os derivados da soja, e produtos como tofu e Quorn** (microproteína).
- **Coma ovos.** Experimente consumir pelo menos dois, ou três ovos por semana, ou cinco, se você for vegetariana. Os ovos são uma boa fonte de proteína e lecitina, uma espécie de detergente biológico que pode ajudar na digestão das gorduras. A lecitina também evita o acúmulo de substâncias tóxicas no sangue e promove o transporte de nutrientes através da parede celular. (É melhor consumir os ovos pouco cozidos ou escaldados, porque a gema dura retém a lecitina, limitando a ação detergente.)
- **Prefira leite desnatado.** Se você não tiver intolerância à lactose, beba leite desnatado, em vez de integral. Estudos da Universidade de Navarra acompanharam o consumo de laticínios por 6 mil pessoas, entre 2003 e 2005. Segundo a pesquisa, aqueles que ingeriam leite e outros laticínios desnatados, mas não bebiam leite integral, tinham 50 por cento menos probabilidade de apresentar pressão alta, em comparação com os que consumiam pequena quantidade ou nenhum laticínio desnatado.
- **Busque o equilíbrio.** Procure fazer com que mais ou menos 25 por cento de sua ingestão total de calorias correspondam a proteínas, de 20 a 25 por cento a gorduras saudáveis e o restante a carboidratos na forma de grãos integrais, frutas e legumes.

---

* Tipo de alga rica em minerais. Seu consumo leva a uma sensação de saciedade. (*N. da R.T.*)

** Quorn (carne de bolor), bastante popular na Inglaterra, é proveniente do fungo *Fusarium venenatum* (bolor); parecida com frango, trata-se de uma microproteína. (*N. da E.*)

Fontes de proteína para vegetarianos e *vegans*

É muito popular o conceito equivocado de que a carne é a única fonte verdadeira de proteína, o que tornaria uma dieta vegetariana intrinsecamente pouco saudável por ser pobre em proteínas. É importante assinalar como esse conceito é errado. Existem muitos alimentos vegetarianos e *vegans* ricos em proteínas. O único problema é que as fontes vegetais de proteína, com exceção da soja e da quinoa, não são proteínas completas. Portanto, nesse caso, é preciso comer mais de um tipo de alimento para obter a proteína completa.

Fontes *Vegans* de Proteína

- Cereais e grãos — trigo, cevada, milho, arroz, massas, quinoa
- Folhas verdes, inclusive espinafre
- Leguminosas — feijão, lentilha, ervilha, amendoim
- Nozes — amêndoas, nozes, castanha-de-caju
- Algas — kelp*, espirulina
- Sementes — gergelim, girassol
- Derivados da soja — tofu, tempeh**, leite de soja
- Legumes e verduras — couve-de-bruxelas, batata, aipim

Fontes vegetarianas de proteína

- Ovos
- Queijo
- Leite
- Iogurte

---

* Mesmo que "wakame", é fina e muito rica em cálcio e iodo. (*N. da R.T.*)
** Produzido por fermentação controlada de grãos de soja aspergidos com um fungo medicinal natural da Indonésia (*Rhizopus oligoporus*). (*N. da R.T.*)

Fontes vegetarianas de proteína (cont.)

Se você for a única vegetariana na casa, assegure-se de comer ervilha, feijão, cereais integrais, laticínios e tofu ou Quorn, em vez de simplesmente dispensar a carne da refeição. As nozes, as sementes, os grãos, as ervilhas e feijões e os legumes e verduras são excelentes fontes de proteína. Procure comer 30g de nozes e sementes por dia e pelo menos quatro ou cinco ovos mal-cozidos por semana. Para ter certeza absoluta de estar ingerindo proteína suficiente, é preciso combinar os alimentos de maneira que forme a proteína completa, juntando, por exemplo:

- Legumes + sementes
- Legumes + nozes
- Legumes + laticínios desnatados
- Grãos integrais + legumes
- Grãos + laticínios

É provável que você já coma proteínas completas mesmo sem saber. Aqui estão algumas combinações deliciosas e saudáveis de proteína completa:

- Torrada de pão integral e feijão
- Flocos de cereais/muesli com leite desnatado
- Granola com iogurte
- Pasta de grão-de-bico e pão árabe
- Pasta de amêndoas com pão integral
- Macarrão com queijo light (por exemplo lasanha, macarrão com queijo)
- Arroz com feijão, ervilha ou lentilha

> **Fontes vegetarianas de proteína (cont.)**
>
> - Arroz com leite desnatado (arroz-doce)
> - Sopa de ervilha com cream-crackers integrais ou pão integral
> - Hambúrguer de proteína vegetal com pão integral
>
> Além de pobres em proteínas, as dietas vegetariana e *vegan* podem ser deficientes em certas vitaminas e minerais. Para evitar que isso aconteça, sua alimentação precisa ser bem equilibrada. Todos os dias coma quantidades razoáveis de legumes, verduras e frutas, e 30g de nozes e sementes. Compre flocos de cereais enriquecidos com vitaminas, principalmente B12. Experimente comer todo dia uma porção grande de folhas verdes, e beba 250ml de leite desnatado ou leite de soja, para garantir a ingestão de cálcio. Frutas secas, feijões e ervilhas, folhas verdes, chocolate amargo e grãos integrais são boas fontes de ferro. Prefira a manteiga enriquecida com vitaminas D e E. Se você for vegetariana ou *vegan*, é uma boa ideia fazer uso de um bom complemento vitamínico e mineral.

Passo sete: levante o copo

Dores de cabeça, fadiga, tontura e inchaço são sintomas não apenas da menopausa, mas também de desidratação. O corpo é composto de dois terços de água e é preciso tomar muito líquido para manter o sistema hormonal em bom funcionamento. A água também mantém a pele saudável e os olhos brilhantes. Ela transporta os nutrientes para os órgãos e ajuda o corpo a eliminar resíduos e toxinas. Finalmente, a água também ajuda o corpo a metabolizar a gordura armazenada ao potencializar a função muscular, sendo, portanto, vital para o controle do peso.

Ação Recomendada

- **Beba muita água.** É preciso beber pelo menos seis a oito copos por dia, ou mais ainda se você fizer atividade física ou viajar de avião. A melhor fonte de líquido é a água pura. A água também pode estar contaminada por toxinas, portanto se for muito caro beber água engarrafada, filtre a água da torneira. Se você achar água pura pouco atrativa, acrescente um pouco de limão ou lima para dar sabor. Embora seja possível comprar água com sabor adicionado, algumas marcas contêm açúcar ou adoçante artificial.
- **Tenha cuidado com as outras bebidas.** É melhor evitar as bebidas gasosas porque elas costumam conter muito açúcar. Os sucos de frutas são bons, mas verifique o teor de açúcar. Os repositores energéticos contêm eletrólitos que aumentam a energia, porém, não se esqueça de verificar o conteúdo de açúcar e calorias. Chá preto e café não contam como fontes de água (você verá por que no Capítulo 4), logo, experimente tomar chás de ervas.
- **Beba líquidos à temperatura ambiente.** Na medicina tradicional chinesa, as bebidas frias atrapalham o fluxo adequado de energia e causam um "choque" no corpo, portanto prefira líquidos quentes ou à temperatura ambiente.
- **Leve sua água com você.** Uma forma de garantir que vai beber líquido suficiente é encher uma garrafa com a quantidade necessária de água e beber todo o conteúdo durante o dia. Leve-a com você no carro ou para o trabalho e deixe-a à mão. Se ao final do dia o recipiente estiver vazio, você cumpriu sua meta.

Passo oito: ponha tempero em sua vida

Se você tiver problema de retenção de líquidos, inchaço e ganho de peso, isso talvez não tenha relação com a menopausa e sim com o fato de consumir excesso de sal em sua alimentação.

Quanto mais sal você ingerir, mais o seu corpo irá reter líquidos nos tecidos para evitar a desidratação. Uma dieta com alto teor de sal também pode aumentar o risco de hipertensão. Você não pode evitar completamente o sal, mas pode tomar providências para reduzir a ingestão de sódio. Divirta-se experimentando especiarias e outras opções, até descobrir aquelas de que mais gosta.

Ações Recomendadas

- **Experimente outros sabores.** Tente usar diferentes ervas e especiarias, vinho, suco de limão, vinagre, cebola, alho e pimenta, em vez de automaticamente acrescentar sal à comida. Tire o saleiro da mesa e comece a reduzir a quantidade que usa ao cozinhar. Com o tempo você irá se habituar aos alimentos menos salgados e começará a saborear novamente a comida.
- **Verifique a quantidade de sal dos alimentos.** Quase todos os alimentos que compramos hoje contêm sal, principalmente os que também têm compostos químicos, aditivos e conservantes. Alguns alimentos industrializados declaram ter "baixo teor de sal", mas isso pode ser enganador. A maioria dos fabricantes utiliza o termo "sódio", em vez de sal. Para descobrir a quantidade de sal presente no alimento

que compra, multiplique por 2,5 a quantidade de sódio. Procure consumir menos de seis 6g de sódio/sal por dia.
- **Experimente um substituto para o sal.** Se você simplesmente não consegue passar sem sal, experimente um substituto. O sal marinho é mais rico em minerais naturais e mais pobre em sódio que o sal refinado.
- **Evite alimentos salgados.** Evite as carnes curadas ou defumadas, os peixes defumados ou em conserva, as carnes enlatadas, as nozes e castanhas salgadas, a manteiga com sal, os biscoitos salgados e os vegetais conservados em salmoura. Sempre prefira a alternativa de alimentos frescos pobre em sal como as frutas, os legumes e verduras, a carne magra; e ainda a manteiga e as nozes sem sal, as frutas secas, as azeitonas conservadas no óleo e os molhos e temperos com pouco sal.

Se você já vinha adotando os passos da Dieta da Menopausa, os dois passos finais lhe parecerão bastante fáceis, pois provavelmente você já vem fazendo o que eles recomendam sem perceber. Para as mulheres em menopausa, os benefícios à saúde e à perda de peso trazidos por essas duas recomendações finais são tão potentes que eles merecem uma ênfase especial.

Passo nove: acumule antioxidantes

Os antioxidantes são um grupo de vitaminas, minerais e compostos especiais que trazem benefícios incríveis à saúde das mulheres próximas da menopausa. Eles combatem os efeitos prejudiciais dos radicais livres, substâncias maléficas produzidas por funções corporais simples como a respiração e por alguns hábitos de vida como o tabagismo. Os radicais livres podem causar muita destruição nas células, tornando-nos mais suscetíveis a doenças cardiovasculares, ganho de peso, câncer e sinais de envelhecimento prematuro (rugas).

Nossos corpos podem produzir os antioxidantes naturalmente, mas no mundo poluído em que vivemos, precisamos de uma quantidade superior à que nosso corpo pode fornecer. A melhor solução é comer uma quantidade maior de tais substâncias.

Ações recomendadas

- **Coma alimentos ricos em antioxidantes.** Felizmente, os antioxidantes podem ser encontrados em muitos alimentos. Os alimentos ricos nas vitaminas C, E e betacaroteno (a forma vegetal da vitamina A) têm propriedades antioxidantes, assim como os alimentos ricos nos minerais selênio e zinco. Alguns compostos químicos importantes encontrados nos vegetais também são antioxidantes: o licopeno (encontrado no tomate), os bioflavonoides (encontrados nas frutas cítricas) e as proantocianidinas (encontradas nas frutas silvestres, nas uvas e no chá verde). Se você já consome uma dieta de alimentos integrais e rica em grãos, legumes, verduras e frutas, sua ingestão de antioxidantes provavelmente é bastante boa. Procure não descascar as frutas e legumes, já que a casca desses vegetais quase sempre contém antioxidantes valiosos.

Alimentos com poder antioxidante

Vitamina A: Legumes, verduras e frutas vermelhas, alaranjadas e amarelas, assim como alguns folhosos verde-escuros; cenoura, batata-doce, brócolis, damasco, melão-cantalupo, manga, pimentão vermelho e pimentão amarelo.

Vitamina C: Frutas, principalmente as cítricas, folhas verdes, como o brócolis, frutas silvestres, pimentão e batata-doce.

Vitamina E: Óleos vegetais extraídos por prensagem a frio, germe de trigo, cereais integrais, sementes, nozes e castanhas e peixes gordurosos.

Selênio: Frutos do mar, carne vermelha, aves, castanha-do-pará, cereais, cevada e outros grãos e pães.

Zinco: Espinafre, brócolis, ervilha, feijão-verde, suco de tomate, lentilha, ostras, camarão, caranguejo, peru (carne escura), presunto magro, carne moída magra, semente de girassol, peixes gordurosos, filé-mignon, iogurte natural, queijo suíço, amêndoa, tofu, ricota.

- **Coma pelo menos cinco porções de frutas e legumes antioxidantes por dia.** Verificou-se que as frutas, os legumes e as verduras previnem boa quantidade de doenças por fornecerem vitaminas e minerais essenciais, fibras e outros nutrientes, inclusive os antioxidantes. Se você não estiver habituada a comer tantos legumes e frutas por dia, isso pode parecer assustador, mas na verdade não é. Uma porção corresponde a uma caneca de legumes ou verduras cruas ou a uma xícara pequena (250ml) desses vegetais cozidos. Uma porção de frutas corresponde a uma banana, laranja ou maçã de tamanho médio. Sempre coma as frutas acompanhadas por alguma proteína como um queijo light ou um punhado de nozes ou castanhas, porque algumas delas, principalmente as bananas e as uvas, quando consumidas puras, podem alterar os níveis de açúcar no sangue.

- **Inclua frutas e legumes em seus pratos.** Se sua família não está acostumada a comer muitas frutas e legumes, busque artifícios para incluir esses vegetais na alimentação e na sua culinária. Por exemplo, podemos acrescentar fatias de maçã no frango assado, cenoura e abobrinha raladas no molho de espaguete ou legumes mistos congelados na receita favorita de macarrão. Também podemos enfeitar o sorvete com morangos ou agradar a família com um refogado colorido. Experimente refogar ervilhas, tiras de pimentão, brotos de feijão e couve-chinesa, ou uma mistura de milho verde, pedacinhos de cenoura e ervilhas.
- **Prefira refeições cheias de legumes e verduras.** Quer uma sopa para o jantar? Prefira uma sopa com pedaços de legumes. O prato do dia é macarrão? Lembre-se de que o molho de espaguete feito de tomates conta como um vegetal. Vai almoçar uma pizza? Compre uma com cobertura de cogumelos, pimentões e cebolas e acrescente brócolis quando chegar em casa. Quando cozinhar e preparar legumes, corte-os em pedaços, fatias ou cubos ou rale-os em pedaços bem pequenos. Eles não somente serão mais fáceis de "esconder", como os pedaços pequenos também cozinham mais depressa e se misturam à receita sem problemas.

- **Faça lanches frutíferos.** Tenha à mão na geladeira minicenouras. Deixe sobre o balcão da cozinha uma bandeja com frutas da estação bem maduras. Guarde caixas pequenas ou sacos plásticos com frutas secas no porta-luvas do carro. Quando temos vontade de fazer um lanche, não queremos lavar ou descascar; só queremos comer.
- **Coma verduras.** Verduras crucíferas, como o repolho, o brócolis e a couve-de-bruxelas merecem uma referência especial. Além de serem poderosos antioxidantes, que combatem o envelhecimento e oferecem proteção contra o câncer, essas verduras também contêm um composto chamado 3-indol-carbinol, que acelera a eliminação dos hormônios que o corpo não pode mais utilizar, tornando-os menos prejudiciais.
- **Beba os vegetais.** Prefira os sucos com cem por cento de frutas ou legumes e com baixo teor de sódio. Um copo com 300ml de vitamina de banana e maçã equivale a duas porções de frutas, portanto essa é uma maneira fácil e deliciosa de acrescentá-las à sua dieta. Sucos, vitaminas, sopas e legumes congelados, todos eles contam no cálculo da ingestão diária de antioxidantes.
- **Coma vegetais crus.** Para maximizar o poder antioxidante, coma os legumes e verduras crus, já que cozidos eles perdem nutrientes. A segunda melhor opção é cozinhar no vapor ou refogar, em vez de ferver. Se você tiver que ferver os legumes, faça-o por pouco tempo e guarde a água da fervura, cheia de nutrientes, armazenando-a para usar em sopas e vitaminas de legumes.

Fontes extraordinárias de antioxidantes

Vinho tinto: duas taças de vinho tinto por dia são uma grande fonte de antioxidantes. Uma quantidade maior tem o efeito contrário, deixando-nos menos preparados para combater infecções. O vinho tinto contém bioflavonoides que ajudam a reduzir a formação de coágulos e, consequentemente, o risco de derrames.

Chocolate amargo: o chocolate amargo (sem leite) é uma das fontes mais ricas dos antioxidantes chamados catequinas, que aceleram o metabolismo. Embora faça bem, o chocolate é um alimento que engorda, portanto lembre-se da regra dos 80/20 (ver página 46) e coma com moderação.

Castanha-do-pará: essas castanhas são ricas em selênio, e três são suficientes para atender à necessidade diária. A castanha-de-caju, as nozes e as amêndoas são quase tão boas quanto a castanha-do-pará. Pesquisas mostraram que quando os níveis de selênio no corpo estão muito baixos, o risco de câncer aumenta muito.

Mirtilo*: há indícios de que os compostos químicos antioxidantes presentes no mirtilo podem reverter a perda de memória causada pelo envelhecimento.

Chá verde: o chá verde é uma escolha muito mais saudável que o preto, embora todos sejam bons na redução do risco de doenças cardiovasculares, pois aumentam a ação antioxidante no plasma sanguíneo. Uma xícara de chá verde por dia traz grandes benefícios à saúde. Estudos mostram que pessoas que tomam chá verde tem uma probabilidade 40 por cento menor de sofrer de hipertensão, mas é preciso ter cuidado com o tanino. O tanino do chá pode inibir a absorção de ferro, que é vital, portanto não tome chá demais.

---

* Também conhecido como blueberry. (*N. da E.*)

> **Fontes extraordinárias de antioxidantes (cont.)**
>
> O uso excessivo de chá preto (indiano) — ou seja, a quantidade consumida pelos britânicos — pode causar deficiência da bexiga pelo excesso de tanino, o que acaba por se manifestar nas pessoas idosas como incontinência urinária. Duas xícaras de chá por dia são suficientes.

Passo dez: fitoestrógenos — você ingere o suficiente?

Os fitoestrógenos podem ter um efeito expressivo sobre os sintomas da menopausa. Toda mulher com mais de 40 anos deve procurar ingerir o suficiente.

Os fitoestrógenos são substâncias encontradas em determinados alimentos. Eles têm uma estrutura química similar à do estrogênio que o corpo produz, e isso pode explicar seu efeito estabilizador dos hormônios. Estudos mostram que eles não só podem substituir os estrogênios naturais e aumentar seus níveis quando estão muito baixos, mas também podem reduzir esses níveis quando estão muito altos. Além de ajudar a equilibrar os hormônios, os fitoestrógenos parecem exercer um efeito protetor sobre o coração. Pesquisas revelam que eles são capazes de reduzir os níveis do mau colesterol. Além disso, eles podem conter compostos que inibem o câncer da mama e do endométrio (muitas vezes causados pelo excesso de estrogênio), os tumores fibroides e a osteoporose.

Os fitoestrógenos pertencem principalmente a uma das seguintes classes:

- Isoflavonas — a fonte mais rica, encontrada em leguminosas como a lentilha, a soja e o grão-de-bico.
- Lignanas — encontradas em quase todos os grãos e legumes, sendo a linhaça a melhor fonte.
- Cumestanos — encontradas principalmente nos brotos de alfafa e de feijão.

No Japão, onde as mulheres encontram na dieta baseada em soja níveis de isoflavonas mil vezes maiores que os da alimentação das britânicas e norte-americanas, a idade média da menopausa é de 55 anos, em comparação com os 51 anos do Ocidente. Os índices de câncer de mama também são muito mais baixos e nem mesmo existe uma palavra para descrever o "fogacho", o que leva a crer que elas não experimentam ondas de calor como nós.

Uma grande quantidade de relatórios de pesquisas descreve os efeitos benéficos dos fitoestrógenos e das isoflavonas sobre o equilíbrio hormonal na menopausa. Em um estudo notável publicado no *British Medical Journal*, a dieta de mulheres que estavam passando pela menopausa foi suplementada com farinha de soja e brotos de trevo-vermelho, ricos em fitoestrógenos. Essa mudança dietética reduziu a quantidade de FSH (o hormônio que aumenta na menopausa) para os níveis da pré-menopausa. O efeito dos fitoestrógenos foi suficientemente forte para reduzir o ressecamento e a irritação vaginal e diminuir as ondas de calor. O estudo demonstra que essas substâncias podem ter um papel da maior importância para evitar o sintomas da perimenopausa e facilitar a transição para a pós-menopausa.

Embora as pesquisas tenham estudado mais a soja — excelente fonte de fitoestrógenos —, há muitas outras formas de encontrá-lo, entre as quais:

- Grãos integrais, como o arroz integral
- Aveia
- Feijão
- Grão-de-bico
- Lentilha
- Erva-doce
- Alho
- Aipo
- Salsa
- Lúpulo
- Verduras, principalmente as folhas verdes e as crucíferas, como brócolis, repolho e couve-de-bruxelas
- Canela
- Sálvia
- Trevo-vermelho
- Sementes de linhaça, gergelim, abóbora, papoula, cominho e girassol

Além de exercerem um efeito benéfico sobre a mulher, aparentemente os fitoestrógenos podem ter um efeito protetor e estabilizador dos hormônios masculinos. No Japão, a taxa de óbitos por câncer de próstata é mais baixa que no Ocidente.

Ações recomendadas

- **Coma uma quantidade suficiente de isoflavonas.** A quantidade de isoflavonas recomendada para mulheres fica em torno de 45mg por dia. O tempo necessário para que os efeitos sejam percebidos varia de mulher para mulher, mas em geral é de aproximadamente oito semanas. Tudo depende da gravidade dos sintomas e do estado inicial de saúde. Procure comer uma porção de soja por dia, ou seja, mais ou menos 55g, o que lhe dará em torno de 40g de isoflavonas. Você também pode comer uma colher de sopa de sementes de linhaça por dia. Lembre-se de que não é preciso comer sempre soja; outras leguminosas como o grão-de-bico e a lentilha também são boas fontes de fitoestrógenos.

- **Procure boas fontes de soja.** Tem havido alguma preocupação quanto ao nível de alumínio encontrado na soja, que foi relacionado com o Mal de Alzheimer. Porém, consumida com moderação — mais ou menos cinco vezes por semana —, a soja pode reduzir o colesterol e proteger contra doenças cardiovasculares. A melhor maneira de consumir a soja é em sua forma tradicional, escolhendo produtos como o missô, o tofu ou a soja orgânica. Evite as barrinhas feitas de sementes de soja integral.

Se você estiver evitando os alimentos processados e refinados, consumindo uma dieta de alimentos integrais com a quantidade suficiente de legumes, verduras e frutas, e tiver o cuidado de comer gordura saudável e proteína suficiente, é provável que esteja ingerindo a quantidade suficiente de antioxidantes, fitoestrógenos e de todas as substâncias boas de que precisa para manter o equilíbrio hormonal e para reduzir os sintomas da menopausa.

As sete regras de ouro

1. Faça pelo menos três refeições e dois lanches por dia. Transforme a fome em coisa do passado.
2. Divida o prato: quando for almoçar ou jantar, trace duas linhas imaginárias, dividindo o prato em quatro partes. Deve-se encher um quarto do prato com grãos integrais; outro quarto deve ser de proteínas. Isso deixa metade do prato para se encher com legumes, frutas e folhas verdes.
3. Reduza a ingestão de açúcar, sal e gordura saturada e aumente a ingestão de fibras, líquidos e peixe.
4. Coma alguma proteína de boa qualidade em todas as refeições e lanches.
5. Coma diariamente uma grande variedade de frutas, legumes e verduras frescos.
6. Coma gorduras saudáveis todos os dias.
7. Coma todos os alimentos com moderação e tenha prazer em experimentar novos sabores.

4. Método de desintoxicação da Dieta da Menopausa

Diariamente estamos cercados por um mar de produtos químicos que podem prejudicar nossos hormônios. Esses produtos são encontrados em toda parte: nos solventes, nos plásticos, na fumaça de automóveis e nos adesivos e até em substâncias como as bebidas alcoólicas, os cigarros, os produtos de maquiagem e o desodorante. Encontramos pesticidas e herbicidas nos alimentos, para não falar dos aditivos e conservantes utilizados nas comidas industrializadas. Até a água contém contaminantes.

As substâncias que copiam o comportamento dos nossos hormônios naturais são conhecidas como ácidos haloacéticos (AHAs), entre os quais estão os compostos petroquímicos, os xenoestrógenos e os alteradores endócrinos (EDCs). Pesquisas preliminares mostram o dano potencial causado por esses compostos químicos sobre nossos hormônios e nossa saúde em geral. Os xenoestrógenos podem aumentar o risco de menopausa precoce, de infertilidade e de câncer.

O corpo não tem necessidade nem deseja essas toxinas e precisa trabalhar muito para se livrar delas. Para metabolizá-las, ele perde nutrientes vitais necessários para se ter saúde, perder peso e vencer os sintomas da menopausa.

A resposta para isso é ajudar o corpo a se livrar dessas toxinas indesejáveis. No entanto, não tente fazê-lo por meio de uma dieta exótica de desintoxicação.

Por que as dietas de desintoxicação são uma perda de tempo

Em um relatório recente da organização beneficente Sense About Science, alguns dos maiores cientistas e toxicologistas do Reino Unido declararam que as dietas da moda para desintoxicação não passam de perda de tempo e de dinheiro.

Comer apenas sopa de repolho ou beber exclusivamente leite de ovelha recém-ordenhado durante dias incontáveis fará as taxas de açúcar no sangue ficarem muito baixas. Como consequência, você ficará ávida por alimentos mais sólidos e se sentirá muito mais desanimada, cansada e lenta. Além disso, haverá deficiência de nutrientes essenciais como os ácidos graxos ômega 3 e as proteínas, que melhoram o humor e queimam gorduras. É muito melhor beber bastante água, comer alimentos naturais que limpam o organismo e simplesmente eliminar o que não é bom, como as gorduras saturadas e o açúcar. Se você começou a seguir a Dieta da Menopausa, já deve estar adotando uma alimentação composta de produtos frescos que eliminam naturalmente as impurezas.

Outra razão pela qual as dietas de desintoxicação são uma perda de tempo e de dinheiro é o fato de seu corpo constantemente se desintoxicar por si mesmo. Se alguma impureza entra no corpo, o fígado agrega o intruso aos próprios compostos químicos para formar uma solução que os rins conseguem eliminar por meio da urina ou a pele consegue expelir na forma de suor. Todos os dias, o estômago, o fígado, os rins, as glândulas suprarrenais e o sistema linfático trabalham para manter o corpo livre de toxinas, saudável e vitalizado. Na verdade, esses órgãos são fundamentais para a remoção de toxinas que podem bloquear o sistema e dificultar a perda de peso. As dicas a seguir darão a você um impulso de desintoxicação "sem esforço" para a menopausa.

Passo um: beba água pura suficiente

A primeira e mais importante regra de desintoxicação na menopausa espelha o passo sete da Dieta da Menopausa. Consiste em beber mais água, porque ela limpa e ajuda a reidratar o fígado. Contudo, não beba qualquer água, procure ter certeza de que seja pura.

Seu sistema interno de desintoxicação

O fígado é uma usina de limpeza química. A cada minuto do dia ele purifica um litro e meio de sangue e neutraliza resíduos tóxicos, mandando-os para os rins e o sistema linfático, que os eliminam. Também é atribuição do fígado converter o estradiol (uma forma mais tóxica do estrogênio) em estriol e estrona, menos tóxicos. Dessa forma, quando ficamos mais velhas, é especialmente importante que o fígado funcione de forma eficiente. Além disso, o órgão produz aminoácidos e enzimas para o metabolismo das gorduras, das proteínas e dos carboidratos e ajuda a regular os níveis de açúcar no sangue. Portanto, uma função hepática saudável é crucial não só para a desintoxicação, mas também para a perda de peso.

Seu sistema interno de desintoxicação (cont.)

Drogas, álcool, alimentos gordurosos, cigarro e toxinas ambientais podem sobrecarregar o fígado. Se isso acontecer, forçará os outros órgãos que promovem a desintoxicação (a pele, o sistema linfático, os rins, as glândulas suprarrenais) a trabalharem mais, o que pode causar prurido, acne, desequilíbrio hormonal, inchaço, infecção por leveduras, e saúde precária em geral.

Para manter o sistema de desintoxicação do corpo funcionando a contento e proteger-se de toxinas, é preciso que duas atitudes sejam adotadas:

1. Dar ao corpo apoio nutricional, comendo de forma saudável. Uma dieta saudável pode ajudar o fígado a processar, transformar e eliminar as toxinas e o excesso de hormônios. Siga as diretrizes da Dieta da Menopausa e tenha o cuidado de ingerir uma quantidade suficiente de antioxidantes, as substâncias protetoras que patrulham o corpo, varrendo as toxinas (ver Capítulo 3, página 43).
2. Reduza a exposição a toxinas, de modo que os sistemas naturais de desintoxicação do corpo possam funcionar de forma adequada. Esse método de desintoxicação é projetado para ajudá-la a fazer exatamente isso. Antes de começar, não fique assustada. Tal como a Dieta da Menopausa não é apenas mais uma dieta, essa desintoxicação na menopausa não se compara com nenhum outro processo de desintoxicação. Ele não vai deixá-las às lágrimas e faminta, e você não vai detestar cada minuto do processo. Não será preciso fazer jejum ou se recolher a um retiro para se desintoxicar. Só é preciso evitar toxinas desnecessárias e o único efeito colateral é um sentimento de leveza e bem-estar.

Estima-se que hoje o estoque de água esteja contaminado por até 60 mil compostos químicos diferentes. Segundo um relatório de 2004, além dos estrogênios sintéticos foram descobertos traços de Prozac e de sete outras drogas no fornecimento de água do Reino Unido. As técnicas de purificação comumente utilizadas pela maioria das concessionárias de água simplesmente não removem todos esses compostos químicos e com frequência acrescentam outros, na forma de cloro e alumínio.

O reconhecimento de que grande parte da água potável é contaminada levou a uma explosão nas vendas de água engarrafada. O problema é que ela pode ser apenas água da torneira que foi filtrada. Também não é necessário beber água mineral. A melhor maneira de aumentar a ingestão de minerais é comer legumes e verduras cultivados num solo rico em minerais. A água destilada não é melhor, já que o processo de destilação pode concentrar alguns compostos e remover oligoelementos essenciais. Para que seja pura, a água deve ser destilada duas vezes, e não são muitas as empresas que fazem isso.

A maneira mais barata e fácil de garantir que a água que você bebe seja limpa é purificá-la em casa por meio de um filtro. Recipientes com filtro podem ser encontrados com facilidade em supermercados. Utilize a água filtrada para cozinhar e também para bebidas quentes e frias. Lembre-se de que os filtros podem se tornar um meio de cultura para bactérias, portanto substitua regularmente a vela e lave o recipiente. Um filtro de boa qualidade deve eliminar ou reduzir expressivamente o teor de metais pesados como chumbo, cádmio e cloro e remover da água sabores, colorações e odores desagradáveis. Como alternativa, compre água engarrafada em recipientes de vidro, já que os de plástico podem aumentar a quantidade de toxinas na água. Ou ferva e esfrie a água da torneira para beber — dessa forma, pelo menos as bactérias e uma parte dos sais de cálcio que você costuma beber são eliminados.

Passo dois: coma alimentos frescos

Sempre que possível, coma alimentos frescos e naturais, pois eles contêm os nutrientes de que o corpo precisa para apoiar o sistema interno de desintoxicação. Os alimentos frescos também aumentam a ingestão de fibras, o que não só estimula a eliminação dos resíduos, mas também previne a absorção de toxinas na corrente sanguínea. Se você estiver ingerindo mais alimentos frescos, é menos provável que esteja comendo pratos industriais pobres em nutrientes e alimentos carregados de açúcar e gorduras, processados e refinados, que bombardeiam o fígado com produtos químicos, aditivos e grande quantidade de sal, responsável pela desidratação.

Os alimentos frescos têm poder desintoxicante, principalmente se forem consumidos crus ou no estado mais próximo possível do natural. Os alimentos crus são repletos de nutrientes e enzimas. Estas são vitais para a saúde e trabalham incansavelmente processando os alimentos, ajudando o sistema digestivo, fortalecendo o sistema imunológico e removendo toxinas do corpo. Não quero dizer que você deva comer somente alimentos crus — seu sistema digestivo simplesmente não está preparado para isso —, mas que deve procurar comê-los em quantidade. Para quem acha que não tem tempo de preparar alimentos frescos, há maneiras simples de incorporá-los à sua vida:

- Mantenha sempre à mão frutas e legumes frescos, mesmo no trabalho.
- As refeições podem ser preparadas no fim de semana e conservadas no freezer para os demais dias.
- É possível pedir refeições preparadas na hora todos os dias pela internet, por e-mail ou telefone.
- As sopas e saladas feitas de legumes e verduras frescos, grãos e leguminosas são fáceis de preparar e deliciosas.
- É possível usar panelas de cozinhar no vapor com vários compartimentos para preparar peixe e legumes frescos ao mesmo tempo.
- Você pode comprar massa pronta de pizza e acrescentar sua própria cobertura de vegetais frescos.
- Pão integral com frango, atum ou tofu, acompanhado de uma salada, é uma refeição rápida, fácil de preparar, fresca e leve.

Principais alimentos desintoxicantes

Aspargo: Ferva alguns aspargos em fogo brando até ficarem macios; regue-os com um pouco de azeite de oliva e suco de limão. Essa é uma entrada fantástica, repleta de aminoácidos asparaginas, que, associados ao potássio, tornam-se diuréticos e depurativos. Eles ajudam os rins a remover as toxinas e são excelentes para reduzir o inchaço.

Beterraba: Esse alimento depurativo contém o antioxidante betacianina, que lhe dá a cor intensa e estimula o processo de desintoxicação do fígado. A beterraba fica saborosa quando é assada com azeite de oliva e servida com um pouco de vinagre balsâmico, mas, para preservar suas vitaminas, é melhor comê-la na forma de salada, crua e ralada.

Frutas silvestres: mirtilos, morangos, framboesas e amoras são ricos em antioxidantes e combatem as toxinas. Os mirtilos, principalmente, ajudam a fortalecer as veias e as artérias, de modo que uma grande quantidade de nutrientes essenciais e oxigênio possam circular pelo corpo. Sirva-os com cereais, em vitaminas e em saladas de frutas.

Brócolis: Rico em vitamina C, é conhecido por sua propriedade de combater o câncer. Também contém glucosinolatos, como o sulforafane, que ajudam o fígado a processar as toxinas. Coma as flores do brócolis cruas com pasta de grão-de-bico, acrescente o brócolis a um refogado de legumes ou cozinhe as flores no vapor e sirva com peixe. Além de serem uma boa fonte de fibra, que limpa e desintoxica, as verduras verdes como o brócolis e o repolho contêm um suprimento abundante de clorofila, um dos melhores purificadores e desintoxicantes da natureza. A clorofila muitas vezes é tomada como suplemento dietético por sua habilidade de se combinar com as toxinas do intestino e removê-las do corpo. Ela também é usada como purificadora do hálito.

Repolho: Roxo, branco, verde ou couve-chinesa, todos os tipos de repolho são grandes desintoxicantes. Ricos em 3-indol-carbinol, eles ajudam a evitar que o estrogênio seja absorvido pelo corpo, enquanto estimulam sua eliminação. Também são ricos em antioxidantes e substâncias sulfurosas, que protegem o fígado e o ajudam a processar os compostos químicos. Corte em tiras finas e use em saladas ou refogados.

Semente de linhaça: Além de ser uma boa fonte de gorduras essenciais, a semente de linhaça contém fibras depurativas. Essas sementes absorvem água e se expandem no cólon, promovendo a remoção das toxinas e do muco. Segundo relatos, as sementes de linhaça moídas e misturadas com água são um remédio eficaz contra a prisão de ventre. Se não gostar do sabor, misture-as com frutas frescas ou polvilhe sementes moídas sobre vitaminas e saladas.

Limão: A cor amarelada dos limões é derivada de seu alto conteúdo de bioflavonoides antioxidantes. Grandes auxiliares da função hepática, ajudam a remover as toxinas. Seu alto teor de potássio melhora a circulação e age como diurético, estimulando a eliminação dos resíduos. Esprema meio limão em água morna e beba assim que se levantar pela manhã, ou faça um suco excelente e refrescante de limão com toranja* (outro excelente desintoxicante).

Mamão e abacaxi: O mamão contém papaína, uma enzima que promove a eliminação dos produtos da digestão e tem grande ação suavizante sobre o estômago e o trato digestivo. O abacaxi também é um diurético suave. Combine essas duas frutas no café da manhã ou na sobremesa. Como alternativa, misture-as com alho, pimenta, cebola, pepino, tomate, coentro e suco de lima, para fazer um molho saboroso que acompanha bem peixe cozido no vapor.

Pimenta: As pimentas são repletas de antioxidantes que desintoxicam o organismo. O componente ativo, a capsaicina, ajuda a melhorar a circulação e a digestão. Procure comer a maior quantidade possível de alimentos de cores

---

* Também conhecido como grapefruit ou pomelo. (*N. da E.*)

vivas, de modo que possa obter uma ampla gama de antioxidantes.

Vitaminas: Os sucos de frutas e legumes são depurativos, energéticos, construtores e regeneradores dos sistemas humanos. Uma combinação de frutas ou de sucos de legumes frescos fornece enzimas, vitaminas e sais minerais que ajudam a desintoxicar o corpo naturalmente e a aumentar a vitalidade. Pique suas frutas e legumes favoritos e bata-os no liquidificador para fazer uma deliciosa vitamina para o café da manhã ou o lanche da tarde.

Agrião: Outra grande fonte de glucosinolatos que ajudam a estimular as enzimas desintoxicantes do fígado. O agrião também contém grandes quantidades de magnésio e cálcio, portanto é bom para os ossos. Tome uma sopa de agrião ou use-o como alternativa a alface.

Ervas auxiliares

- Os chás de ervas podem melhorar a função hepática e promover uma desintoxicação suave. Experimente tomar chá de alfafa, bardana, camomila, dente-de-leão, limão, trevo-vermelho, rosa-mosqueta, urtiga ou chá verde. Tome-os ao longo do dia. O cardo-mariano é uma erva excelente para o fígado. Muitos estudos mostraram que ele pode aumentar o número de células hepáticas novas que irão substituir as velhas e defeituosas.
- O óleo de rícino, em uso externo, pode ser empregado para estimular o fígado e remover toxinas do corpo. Com um tecido de algodão, aplique o óleo ligeiramente aquecido sobre o estômago e deixe durante uma hora.

Ervas auxiliares (cont.)
■ Entre as ervas e especiarias benéficas para os rins, temos a vara dourada ou solidago, a canela, o cravo, a urtiga e a salsa. Muitas ajudam a função renal, porém a mais notável é o ginseng, que deve ser receitado por um fitoterapeuta qualificado. ■ Os nódulos linfáticos processam e eliminam toxinas por meio da pele, portanto estimule o sistema linfático com uma massagem com um óleo essencial. Adicione seis gotas de óleo essencial de gengibre e alecrim, cinco de óleo de capim-limão e quatro de óleo de menta a 30ml de óleo mineral. Massageie o abdômen com a mistura.

Passo três: cozinhe pouco

Os alimentos frescos podem deixar de ser saudáveis se forem cozidos de forma incorreta. Cozinhar os alimentos geralmente causa a perda de nutrientes, comprometendo o sistema imunológico e causando fadiga e aumento de peso. Quanto mais a comida for cozida — principalmente os legumes — maior o seu teor de açúcar. As proteínas também não são poupadas pelo cozimento. Quando a fonte de proteína é cozida em excesso, a própria proteína é destruída, tornando-se, na melhor das hipóteses, inútil e, na pior prejudicial.

Isso não significa que não se deva cozinhar os alimentos. Alguns deles — como os ovos, a carne e o peixe — podem ser extremamente perigosos se consumidos crus e precisam ser bem cozidos. Procure equilibrar as quantidades de alimentos cozidos e crus na proporção meio a meio, e assegure-se de seguir essas dicas sobre a culinária saudável:

- Cozinhe com azeite de oliva ou óleo de girassol.
- Inclua no cardápio o maior número possível de frutas e legumes crus e frescos e evite os vegetais industrializados.
- Cozinhe em fogo brando, se necessário por mais tempo, deixando o alimento ferver ou cozinhar no vapor suavemente. Quando preparar frutas e legumes, é melhor apenas aferventá-los, em vez de cozinhá-los vigorosamente. Quando fizer sopa, um bom truque é aquecê-la e no último minuto adicionar os legumes crus, de modo que eles sejam apenas aferventados no caldo da sopa.
- A melhor forma de cozinhar legumes e verduras é no vapor. Para peixes, carnes, legumes e verduras uma boa técnica é refogar. Os ovos e o peixe podem ser escaldados. As carnes devem ser assadas, já que outros métodos como a fritura usam muita gordura.
- Ferver os vegetais faz com que se percam nutrientes no líquido do cozimento. Se for fervê-los, guarde a água da fervura para fazer sopas e ensopados. (Note que alguns ingredientes como feijões e ervilhas precisam ser fervidos em muita água sem sal, até ficarem totalmente cozidos.)
- Evite os pratos que exijam um molho muito cremoso e muito sal. Em vez disso, use ervas e especiarias.
- Com relação ao uso do micro-ondas, não sabemos que alterações moleculares podem acontecer quando o alimento é cozido, portanto é melhor limitar tanto quanto possível o uso dessa tecnologia.
- Procure não usar utensílios e panelas de alumínio, pois esse é um metal pesado tóxico que pode entrar nos alimentos no processo do cozimento. O mesmo

se aplica a embalar os alimentos em papel-alumínio. As melhores panelas são as esmaltadas e as de ferro, vidro ou aço inoxidável.

Passo quatro: dispense as gorduras ruins

Uma dieta rica em gorduras saturadas pode estimular a produção de estrogênio e obstruir o fígado, fazendo com que ele não consiga limpar as impurezas com eficiência. Precisamos ter certeza de ingerir os ácidos graxos essenciais, mas devemos evitar as gorduras saturadas da carne e dos laticínios, tortas, bolos e biscoitos.

É possível reduzir o consumo de carne bovina e laticínios, substituindo-os por peixe e proteínas vegetais como as nozes e castanhas, o feijão, a ervilha e os grãos. Se você come muita carne, procure evitar as vermelhas como a bovina e a de porco; prefira as magras como o frango e peru. Sempre remova a gordura.

Para cozinhar, use óleos como o de girassol ou o azeite de oliva, em vez de manteiga ou toucinho. Em lugar de comer pão branco com margarina, passe pasta de abacate* em um pão enriquecido com grãos; prefira queijo cottage a cheddar; e opte por óleos como o de cânhamo para temperar saladas ou preparar molhos.

Os laticínios integrais, a manteiga e o queijo prato são ricos em gordura saturada e colesterol, portanto abra uma exceção à regra "Reveja Conceitos Sobre as Gorduras" da Dieta da Menopausa e prefira leite e iogurte desnatados e queijo light. Os substitutos de leite bovino, como os de soja, de arroz, de aveia ou de nozes, também são uma boa opção. Quando comprar laticínios, prefira os produtos orgâ-

---

* Similar ao guacamole. (*N. da R.T.*)

nicos, para reduzir a ingestão de compostos químicos e hormônios.

Passo cinco: se você fuma, deixe o cigarro

O cigarro prejudica praticamente todos os aspectos da saúde hormonal, sexual e reprodutiva. É um antinutriente significativo, que diminui os níveis da antioxidante vitamina C na corrente sanguínea. Os fumantes também têm níveis elevados de cádmio, um metal pesado tóxico que pode impedir que o zinco cumpra seu papel adequadamente (o zinco é necessário para uma função hormonal saudável). Mas a pior parte é que o cigarro diminui os níveis de estrogênio. Com isso, não importa que você fume cinco cigarros por dia ou vinte: é maior o risco de menopausa precoce e de afecções relacionadas com baixos níveis de estrogênio como a osteoporose. Outros estudos associam o tabagismo com maior risco de doenças cardiovasculares, infertilidade e câncer de mama ou de pulmão.

Fumar passivamente também tem seus riscos. Apenas 30 minutos na companhia de fumantes pode prejudicar o coração, reduzindo-lhe a capacidade de bombear o sangue, de acordo com uma pesquisa publicada no *Journal of the American Medical Association*, de janeiro de 1998.

Para resumir, o fumo rouba do corpo os nutrientes necessários para manter a saúde e equilibrar os hormônios. Portanto, se você está chegando na menopausa, aconselhamos insistentemente que deixe o cigarro. Contudo, parar de fumar nem sempre é fácil, principalmente se você já fuma há muitos anos. Eis aqui algumas dicas úteis:

- Pesquisadores da Escola de Medicina da Universidade de Pittsburgh descobriram que mulheres que param de fumar entre o primeiro e o 14º dia do ci-

clo menstrual têm menos sintomas de abstinência como depressão, ansiedade e irritabilidade.
- O fígado e os pulmões são capazes de se recuperar se você parar de fumar e lhes fornecer os nutrientes de que precisam para serem saudáveis. A estratégia nutricional para fumantes é aumentar a ingestão de grãos integrais, sementes cruas, nozes, feijão, legumes, verduras e frutas e diminuir o consumo de gorduras, aditivos alimentares e álcool. Como o fumo gera uma condição ácida no corpo, uma dieta de alimentos integrais, com alto teor de fibras, ajuda na desintoxicação por estimular um funcionamento intestinal saudável. Pesquisas realizadas na Escola de Medicina do St. George's Hospital, em Londres, publicadas na revista médica *Thorax*, em janeiro de 2000, descobriram que certos alimentos, como as maçãs, podem melhorar o funcionamento dos pulmões, tornando-os saudáveis. O vinagre de cidra orgânico, não filtrado, é um tônico natural para a saúde, principalmente a respiratória. Dilua-o em água e beba um copo todos os dias.
- Beba muita água, pois ela é essencial para equilibrar os efeitos desidratantes do fumo.
- Busque apoio psicológico. Durante um período de dois meses, procure ter de quatro a sete sessões com um terapeuta experiente no tratamento de dependência. Algumas pessoas consideram úteis as terapias alternativas como acupuntura e hipnose.
- Um suplemento de vitaminas com nutrientes antioxidantes adicionais — vitaminas A, C, E, zinco e selênio — é uma parte importante do programa para parar de fumar. O cádmio não vai sair do corpo

quando você parar de fumar; ele precisa ser removido por suplementos antioxidantes, além da dieta.
- As gomas de mascar e adesivos de nicotina podem ajudar.
- Muitas pessoas dizem que diminuir gradualmente a quantidade diária de cigarros não ajuda. Talvez você descubra que a melhor forma de vencer o hábito é fumar o último cigarro e parar de uma vez. A nicotina terá saído do sistema depois de 48 horas, portanto você irá deixar de ansiar por ela. O que lhe fará falta é o hábito de fumar: usar o cigarro como forma de relaxamento ou ter uma ocupação para as mãos. É preciso substituir o ato de fumar por um hábito mais positivo. Se você sentir vontade de fumar um cigarro, saia para dar uma volta. Se não souber o que fazer com as mãos, compre um colar de contas e brinque com elas. Se precisa de um cigarro depois da refeição, apele para a goma de mascar.

Passo seis: reduza o consumo de cafeína e álcool

O uso moderado de cafeína e álcool não faz mal; apenas não exagere.

Cafeína

Seja na forma de café, chá ou refrigerante cafeinado, pequenas doses de cafeína podem nos dar mais energia e nos deixar mais alertas, porque esta substância estimula a liberação de cortisol e de outros hormônios do estresse. Contudo, se você abusar, o excesso de cortisol é liberado na corrente sanguínea, o que pode enfraquecer as glândulas suprarrenais, roubar do corpo nutrientes vitais e interferir no equilíbrio hormonal. Cria-se um ciclo no qual quantidades cada vez maiores de cafeína são necessárias para se alcançar a estimulação habitual; se você não tomar a dose costumeira poderá ter sintomas como dor de cabeça, fadiga e indigestão. Para resumir, você fica viciada. Isso não significa que seja preciso cortar totalmente a cafeína. Você apenas deve ter cuidado com a quantidade que ingere.

Em geral, estudos mostram que um consumo diário de duas ou até três xícaras de café ou chá não prejudica a saúde. Pode até melhorá-la, porque o chá contém substâncias chamadas catequinas, que são consideradas capazes de proteger contra doenças cardiovasculares, e o café contém substâncias que podem ajudar a melhorar o funcionamento da memória na idade avançada e prevenir diabetes. O perigo está no excesso. Portanto, se você estiver bebendo mais que três xícaras de chá, café ou bebidas cafeinadas por dia, é preciso reduzir.

Plano para reduzir a cafeína

- Prepare apenas uma xícara, em vez de um bule, e compre um recipiente menor para não ser tentada a beber mais.
- Se você estiver numa cafeteria, peça uma xícara pequena.
- Para diminuir os sintomas de abstinência, reduza gradualmente o consumo ao longo de duas ou três semanas. Para isso, beba um blend de café*, café com ervas ou quantidades menores ou mais diluídas do seu café habitual.
- Comece a redução durante o fim de semana ou nas férias, quando estiver menos atarefada e tensa. Se você tiver sintomas de abstinência, faça atividade física ou tome banhos mornos, e beba muita água.

---

* Mistura de diversos tipos de grãos. (*N. da R.T.*)

> **Plano para reduzir a cafeína (cont.)**
>
> - O café ou chá descafeinado não é uma boa opção, porque não temos ideia da quantidade de compostos químicos envolvidos no processo de remoção da cafeína.
> - Experimente chás de ervas como camomila, cevada, chicória, dente-de-leão, capim-limão, menta, gengibre, trevo-vermelho, rosa-mosqueta, maçã, hibisco, trevo-branco e urtiga.

Bebidas alcoólicas

Tal como a cafeína, o álcool tem efeitos negativos e positivos para as mulheres na época da menopausa. Vamos começar pelos negativos:

- O álcool interfere no equilíbrio hormonal.
- O álcool é muito calórico e pode impedir a absorção de zinco, que é extremamente importante para a saúde hormonal.
- As bebidas alcoólicas contêm muito açúcar e entram muito depressa na corrente sanguínea, causando grandes flutuações no equilíbrio do açúcar no sangue.
- O fígado metaboliza o álcool, convertendo-o em energia ou armazenando-o na forma de gordura. Quando o consumo é muito elevado, o álcool pode interferir no funcionamento normal do fígado, diminuindo-lhe a capacidade de purgar os excessos de hormônios e toxinas.
- A gordura é formada no fígado. Como o álcool se converte em gordura, a obesidade é um problema frequente de quem bebe em excesso.

- O alcoolismo crônico pode aumentar o risco de câncer de mama, enfraquecer os ossos, causar problemas de fertilidade e deformidades congênitas, além de interferir no controle de açúcar no sangue.

Agora vamos examinar os efeitos positivos:

- Uma pequena quantidade de álcool pode ser benéfica. Uma ou duas taças diárias de vinho tinto podem reduzir o risco de doenças cardíacas. Isso acontece porque o vinho tinto contém bioflavonoides, que protegem o coração.
- A cerveja e as bebidas destiladas, da mesma forma que o vinho tinto, podem aumentar a imunidade.
- De acordo com um estudo publicado nos Estados Unidos em dezembro de 2005, no periódico *BMC Public Health*, quem bebe regularmente pequenas quantidades de álcool tem menos probabilidade de ficar obeso do que quem não bebe de forma alguma.

É importante ressaltar que a pesquisa centrada nos efeitos positivos do álcool se baseia num consumo moderado ou baixo. Por exemplo, no estudo publicado no BMC Public Health, os pesquisadores declaram que os resultados não indicam que os abstêmios devam beber para levar vantagem na luta contra a balança. Na verdade, o estudo mostrou que a probabilidade de ter sobrepeso ou obesidade é mais alta tanto para quem bebe muito, mas apenas socialmente, quanto para quem sempre bebe muito, consumindo quatro doses ou mais por dia. Por outro lado, o consumo leve a moderado — uma ou duas doses por dia — foi associado com uma probabilidade menor de ter sobrepeso ou obesidade. O que se considera ideal é não beber mais do que uma ou duas doses por dia. Portanto, se seu consumo é maior que isso, é preciso reduzir.

Passo sete: proteja-se de pesticidas e plásticos

Os pesticidas são compostos químicos pulverizados sobre as plantações para protegê-las de insetos, bactérias e roedores e para fazê-las crescer mais depressa. Esses compostos também podem ser encontrados em alguns plásticos, herbicidas, produtos de uso doméstico e compostos químicos industriais. Estima-se que em torno de 359 pesticidas diferentes sejam utilizados nos alimentos, nos animais de estimação ou nas casas.

Prefira produtos orgânicos

Como vimos, os pesticidas contêm xenoestrógenos, substâncias químicas parecidas com o estrogênio, que podem interferir no processo natural dos hormônios. Para reduzir a ingestão de pesticidas, procure sempre que possível comprar alimentos orgânicos. Eles costumam ser isentos de compostos químicos, hormônios de crescimento ou antibióticos e contêm quantidades mais expressivas de vitaminas e sais minerais, porque foram cultivados em solos ricos em nutrientes.

Hoje é possível encontrar produtos orgânicos em muitos supermercados. Se achá-los muito caros, pense na possibilidade de comprar apenas um artigo por semana — por exemplo, arroz integral ou maçãs orgânicas — para criar o hábito de ver essa despesa como um investimento na saúde. Especificamente, procure comprar espinafre, pêssego, pimentão, morango, cereja, aipo, maçã, damasco, feijão-verde, uva e pepino que sejam orgânicos, porque esses alimentos, quando não orgânicos, costumam reter mais pesticidas. Também é possível comprar alimentos orgânicos de um produtor da sua região ou pela internet, com entrega em domicílio.

Se você está habituada a comer carne, talvez seja bom pensar em trocar para produtos orgânicos. Durante muitos anos, o gado, as galinhas e até os peixes de viveiro eram rotineiramente tratados com hormônios e antibióticos para se manterem saudáveis e crescerem mais. É preciso fazer outras pesquisas, mas um número cada vez maior de especialistas acredita que esses hormônios podem estar afetando de forma adversa nossa saúde hormonal e aumentando o risco de câncer. A carne orgânica é produzida sem o uso rotineiro dos hormônios que costumam ser empregados na criação industrial.

Se as frutas e os legumes não forem orgânicos, tenha o cuidado de lavá-los (não deixe de molho). Isso não remove completamente os compostos químicos que foram absorvidos, mas pode tirar o resíduo. Remova e dispense as folhas externas do repolho e de outras verduras. Descasque as frutas e os legumes antes de usá-los. Se você comprar produtos orgânicos, só precisará lavá-los com uma escova. Coma uma grande variedade de frutas e legumes, já que determinados pesticidas são usados em cultivos específicos e, dessa forma, você evitará comer um mesmo pesticida em excesso.

Atenção à embalagem

Alimentos enlatados ou em embalagens plásticas também contêm xenoestrógenos, portanto procure reduzir sua exposição a eles. Pesquisas preliminares realizadas com animais suscitaram dúvidas sobre a segurança de usar filme de PVC, indicando que esse material pode interferir na saúde hormonal. Até sabermos mais, evite alimentos e bebidas embalados em recipientes de plástico, principalmente os alimentos gordurosos, porque os xenoestrógenos têm afinidade pelas gorduras. Se comprar alimentos num recipiente de plástico, remova-os da embalagem o mais depressa possível. Não aqueça — e, principalmente, não leve ao forno de micro-ondas — alimentos em embalagem plástica; guarde-os numa tigela de vidro. Também pode ser uma boa ideia usar garrafas de vidro, em lugar de recipientes plásticos ou latas, para evitar que a pequena quantidade de resíduo do recipiente se dissolva nas bebidas.

Passo oito: leia os rótulos

Os aditivos nos alimentos incluem corantes, conservantes, realçadores de sabor, emulsificantes e espessantes. Todos eles já foram associados a uma série de problemas de saúde, inclusive dores de cabeça, asma, alergias, hiperatividade infantil e até câncer; e devem ser evitados sempre que possível. Eles podem prejudicar a eficiência do próprio sistema de desintoxicação do corpo, aumentando a carga tóxica e a probabilidade de menstruação irregular, acne, queda de cabelo, aumento de peso e fadiga.

    Para nossa sorte, hoje a indústria de alimentos é obrigada a informar os componentes de seus produtos. Apesar disso, porém, estudos mostram que os rótulos dos alimentos ainda podem ser confusos e orientar mal os consumidores. As seguintes informações devem facilitar as coisas para você:

Corantes

Os corantes são uma classe perigosa de aditivos, das mais fáceis de evitar, que interagem com o sistema imunológico, danificando-o, acelerando o envelhecimento e até causando câncer. Verifique no rótulo dos alimentos a presença de:

- corante artificial
- As palavras "verde", "azul" ou "amarelo" seguidas de um número
- tartrazina (INS 102)*
- amarelo de quinoleína (INS 104)
- amarelo crepúsculo (INS 110)
- vermelho-beterraba ou betanina (INS 162)
- caramelo (INS 150)
- eritrosina (INS 127)

Mantenha-se longe dos corantes artificiais. Você não adicionaria corantes à comida que prepara em casa, portanto, por que comê-los nos alimentos que compra? Alguns alimentos contêm corantes naturais obtidos de plantas: esses são seguros. O mais comum é o urucum (ou *annato*), extraído das sementes avermelhadas de uma planta tropical. O urucum muitas vezes é adicionado ao queijo para torná-lo mais alaranjado ou à manteiga para que fique mais amarela. Também são aceitáveis os seguintes pigmentos: vermelho, extraído da beterraba; verde, obtido da clorela; e o caroteno, extraído da cenoura.

Conservantes e outros aditivos

Os conservantes prolongam a vida de prateleira de um produto. O ácido cítrico (INS 330) e o ácido ascórbico (INS

---

* INS: sistema internacional de numeração de aditivos. (*N. da R.T.*)

300) (vitamina C, ascorbatos) são antioxidantes naturais e seguros, adicionados a uma grande quantidade de alimentos. Contudo, aditivos sintéticos como o BHA (INS 320) e o BHT (INS 321) podem não ser confiáveis. Outras substâncias que devem ser evitadas:

- **Alúmen (pedra-ume):** um composto de alumínio usado em muitas marcas de picles para tornar o produto mais crocante; também encontrado em antiácidos e no fermento químico. Não há lugar para o alumínio na alimentação humana e devemos evitar ingeri-lo.
- **Nitratos (Nitritos) (INS 249/250/251):** um tipo de conservante adicionado às carnes industrializadas, como salsichas, bacon e presunto. Os nitratos podem criar no corpo substâncias altamente cancerígenas chamadas nitrosaminas. É melhor evitar qualquer produto que contenha nitrato de sódio ou outros nitratos.
- **Glutamato Monossódico (MSG):** um produto natural usado há muito tempo na culinária asiática e adicionado a muitos alimentos manufaturados para realçar o sabor. É uma fonte de sódio desnecessária na dieta e pode causar reações alérgicas. Não adicione MSG em suas receitas, não compre produtos que o contenham e quando for a um restaurante chinês, peça que a comida seja preparada sem ele.

Entre os realçadores de sabor e conservantes que devem ser evitados, incluem-se o glutamato de potássio e o inosinato dissódico (INS 631) e o ácido benzoico (INS 210) e benzoatos encontrados em refrigerantes, na cerveja e nos molhos para salada.

Os emulsificantes, estabilizantes e espessantes são encontrados em molhos, sopas, pães, biscoitos, bolos, sobremesas congeladas, sorvete, margarina e outros produtos cremosos, geleias, chocolate e milk-shakes. Entre eles estão a goma guar, a goma arábica, a pectina, a celulose e o glicerol.

À medida que os consumidores ficam mais conscientes, vemos cada vez mais rótulos de alimentos declarando "isento de corantes", "sem adoçante artificial" ou "sem ingredientes artificiais". Isso ajuda, mas ainda é preciso procurar gorduras, sal e açúcar ocultos, bem como nomes alternativos para alimentos que não são muito saudáveis quando comidos em excesso. O açúcar, por exemplo, recebe muitos nomes diferentes, inclusive sacarose, frutose, dextrose, xarope de milho, xarope de malte e xarope de bordo. Sódio é apenas outro nome para o sal. A gordura animal é saturada e a gordura trans é um tipo específico de gordura formado por um processo de hidrogenação natural ou industrial. Manitol, sorbitol, xilitol, sacarina e aspartame são nomes alternativos para adoçantes artificiais potencialmente cancerígenos.

Alguns compostos químicos são inócuos: o bicarbonato de amônio, o ácido málico, o ácido fumárico, o ácido lático, a lecitina, a goma xantana, o cloreto de cálcio, o fosfato monocálcico e o fosfato monopotássico. Mas o que fazer quando houver uma longa lista de produtos químicos cujos nomes não são familiares? Uma boa regra geral é simplesmente evitar artigos cujo número de ingredientes químicos supere o de ingredientes conhecidos.

Passo nove: viver sem química

Como existe uma ligação muito clara entre as toxinas ambientais e a saúde hormonal, faz sentido evitar possíveis fontes de contaminação. A seguir temos dicas sobre como viver sem química. Combinadas a outras orientações deste capítulo, elas ajudarão a:

- **Perder peso.** Por alguma razão, os xenoestrógenos adoram a gordura. Eles são armazenados na gordura corporal, e as pessoas com sobrepeso tendem a apresentar altas concentrações desses compostos. Alguns especialistas acreditam que perder peso melhora esse quadro.
- **Ser ativa.** A atividade física é um grande desintoxicante, melhora a circulação, acelera o metabolismo, ajuda a digestão, aumenta a sudorese e a eliminação de resíduos e limpa a mente.
- **Administrar o estresse.** O estresse desvia a reserva de energia do corpo para fora dos sistemas de desintoxicação, portanto os indícios de toxicidade podem piorar se você estiver passando por uma fase de muito estresse. Confira as dicas sobre a administração de estresse no "Passo Dez", a seguir.
- **Confira os compostos químicos no trabalho.** O sulfeto de carbono, utilizado em inúmeros processos da indústria química, tais como a produção de plásticos, foi associado ao desequilíbrio hormonal. Muitos pesticidas e herbicidas são sabidamente tóxicos para o sistema reprodutor. Quem trabalha em jardins, parques, hortos e fazendas está em situação de risco. A exposição a metais pesados (fumaça de automóveis), solventes (lavagem a seco) e éter glicó-

lico (empregado na fabricação de componentes eletrônicos) foi associada a problemas de fertilidade.

- **Evite obturações de amálgama.** Recuse e, se possível, consulte um bom dentista para substituir as obturações de amálgama, que contêm mercúrio, por outras que não sejam tóxicas. O atum também tem altos níveis de mercúrio, portanto limite o consumo a três ou quatro porções por semana.
- **Limite a radiação eletromagnética.** Aparelhos que emitem radiação eletromagnética, como os monitores de computador, os aparelhos celulares e os fornos de micro-ondas devem ser usados com cuidado e o mais longe possível do quarto de dormir. Pesquisas preliminares sugerem que eles podem ter efeitos negativos sobre a saúde. Compre relógios e rádios com bateria e desligue a tomada do aparelho antes de se deitar. Diminua o tempo de permanência em frente a telas de computadores, já que algumas pesquisas mostram que elas podem aumentar o risco de cansaço visual. Faça intervalos regulares, em torno de 5 minutos a cada meia hora, e desligue o monitor, em vez de usar o protetor de tela. Pode ser bom ter um ionizador de ar em cima da mesa de trabalho.
- **Escolha tintas com cuidado.** Muitas tintas de uso doméstico exalam vapores perigosos quando estão secando. As tintas à base de água são melhores, porque contêm menos compostos orgânicos voláteis (COVs).
- **Confira os brinquedos.** Brinquedos feitos de PVC podem conter uma substância chamada ftalato, que está sob suspeita de ser prejudicial aos hormônios.

Procure comprar brinquedos que não contenham PVC.
- **Confira os artigos de toalete e cosméticos.** Preste especial atenção ao alumínio em desodorantes, já que os cientistas têm investigado a ligação entre desodorantes e câncer de mama. Prefira os cosméticos e desodorantes naturais. A maior parte das empresas mantém os ingredientes em segredo, escrevendo "perfume" na embalagem. Por que não cortar um ou dois produtos perfumados? Cuide dos animais de estimação e da casa com sprays herbais naturais. Melhor ainda é abrir a janela, em vez de usar um desodorizador de ar.
- **Verifique os produtos para a pele.** O mesmo se aplica a produtos para tratamento da pele e para maquiagem, já que eles podem conter compostos químicos que são absorvidos na corrente sanguínea. Explore a loja de produtos naturais ou as páginas da internet que vendam produtos naturais e tenham boa reputação e veja que alternativas é possível encontrar. Os absorventes internos — principalmente os super — podem ressecar a vagina, facilitando a transferência de toxinas. É melhor usar absorventes externos, mas se você preferir os internos, troque-os a cada quatro horas. Alguns estudos concluíram que os de algodão puro não produzem toxinas.
- **Minimize o uso doméstico de produtos químicos.** Isso inclui ceras, alvejantes, detergentes e desodorizadores de ar. Tente comprar produtos naturais ou use recursos de eficácia comprovada como vinagre branco e limão para remover manchas, além de sabões líquidos e detergentes sem compostos quími-

cos. O suco de limão é um alvejante natural perfeito para remover manchas ou para limpar tábuas de carne. Se seu problema forem os depósitos de calcário, o vinagre é ideal para pias, banheiras e torneiras. Uma solução de bicarbonato de sódio dissolve a sujeira e a gordura. Seco, o bicarbonato pode remover manchas de tapetes, e não há nada melhor que bicarbonato em pó para neutralizar odores. Para janelas engorduradas, misture vinagre com água em um frasco vaporizador e esguiche a solução contra a janela. O lado macio de uma casca de banana é excelente para remover a poeira das plantas domésticas.

- **Saia para caminhar.** Pelo menos uma vez por dia, faça um passeio em um parque ou jardim. As árvores exalam oxigênio, que dá energia. Também é uma boa ideia ter plantas em casa e no local de trabalho. Uma pesquisa da NASA mostrou que as seguintes plantas podem remover vapores, compostos químicos e fumaça do ar: lírio-da-paz, bananeira-anã, clorófito ou gravatinha, fícus, gerânio e crisântemo.

Tomar providências para evitar toxinas na alimentação e no meio ambiente pode reduzir a carga tóxica. Não queremos dizer com isso que você nunca mais poderá tomar um copo de água que não tenha sido filtrada ou comer uma banana que não seja orgânica. Lembre-se da regra dos 80/20: ela se aplica à desintoxicação da mesma forma como se aplica à dieta. Se você agir da forma certa na maior parte do tempo, estará muito bem. Você ainda precisa viver no mundo real, e é inevitável que um dia ou outro cometa um deslize. Da mesma forma como está agindo com relação ao plano de alimentação, encontre uma abordagem equilibrada e viável, e não exagere.

Passo dez: vá com calma

Encontrar formas de lidar com o estresse e a tensão da vida moderna é parte essencial do método de desintoxicação da Dieta da Menopausa. Uma certa quantidade de estresse é normal e nos lembra que estamos vivos, mas, em excesso, pode ter um efeito tóxico sobre os hormônios e a saúde.

Quando você está estressada, suas glândulas suprarrenais fazem com que hormônios do estresse, como o cortisol, sejam liberados na corrente sanguínea precipitando o que é conhecido como reação de luta ou fuga. Porém, em vez de lutar ou fugir, a maioria de nós fica furiosa com as crianças/parceiro/computador/carro no trânsito, e o cortisol e o açúcar permanecem no sistema, causando desequilíbrio hormonal e aumento de peso. Quando estamos submetidos a estresse prolongado, as glândulas suprarrenais começam a ficar desgastadas e a ter dificuldade de produzir os hormônios na quantidade certa. Isso pode levar o corpo ao desequilíbrio de insulina e de hormônios, à depressão e à perda da libido.

As pesquisas também mostraram que os desequilíbrios de cortisol e de açúcar no sangue, causados pelo estresse, podem precipitar o aumento de peso, principalmente em torno da cintura, e a gordura abdominal é um fator de previsão de doenças cardíacas. Os estudos mostram que as mulheres com gordura abdominal, tenham ou não excesso de peso, produzem mais cortisol que as mulheres sem gordura abdominal. Mulheres com altos níveis de cortisol também têm mais probabilidade de comer em excesso que aquelas em quem esses níveis não são tão elevados. Portanto, qualquer mulher que esteja controlando o peso na menopausa precisa ficar muito atenta aos níveis de estresse.

Num prazo mais longo, é vital para seu peso, sua saúde e seu bem-estar que você mantenha as glândulas suprarrenais saudáveis e não abuse dos hormônios do estresse. O primeiro passo para melhorar a saúde das glândulas suprarrenais é seguir as orientações da Dieta da Menopausa (ver Capítulo 3). Isso dará a seu corpo as ferramentas necessárias para ter um bom desempenho. A alimentação é a base de uma boa saúde, e sua relação com o estresse não deve ser subestimada.

Certos nutrientes, como as vitaminas B — principalmente B5 e B6 —, a vitamina C e os ácidos graxos essenciais podem ser extremamente importantes quando o estresse se instalar; eles irão ajudar a melhorar o funcionamento das glândulas suprarrenais. Quando sob tensão, perdemos maior quantidade de vitamina C — vital para manter o sistema imunológico forte. A Dieta da Menopausa, mais saudável, fornecerá esses nutrientes. Porém, se você estiver sob pressão, deve aumentar a ingestão de:

- vitaminas B, encontradas nas nozes, castanhas e nos grãos integrais
- ácidos graxos essenciais, encontrados nos peixes gordurosos, nas nozes, castanhas e nas sementes
- vitamina C, encontrada nas frutas cítricas

Para evitar que as glândulas suprarrenais entrem em pane, também é preciso ser capaz de distinguir o que é estresse real ou emergência e o que não é. Muito do que nos incomoda não é realmente tão importante, portanto pode ser útil reavaliar o que a deixa furiosa. Mudar de atitude e identificar o estopim do estresse podem ajudar muito, mas se você ainda tiver dificuldade de evitar as tensões, é importante que seja capaz de lidar com elas.

A atividade física regular é uma forma excelente de eliminar o estresse. Estudos mostram que ela pode reduzir o impacto das tensões, relaxar o corpo e melhorar o humor. Exercícios de respiração, meditação, ioga, tai chi e massagem são outras formas de acalmar o corpo e a mente. A seguir você encontrará algumas técnicas testadas e aprovadas para controlar o estresse, que poderá empregar quando se sentir assoberbada. Também é muito recomendável tocar um instrumento musical, dançar, manter um diário, assistir a um DVD divertido ou qualquer coisa que ajude a relaxar e descontrair.

Eliminadores instantâneos de estresse

- **Respire profundamente.** Feche os olhos e respire profundamente. Visualize-se em um lugar calmo, um ambiente tranquilo, por exemplo, uma praia. Focalize a atenção em algo relaxante em seu ambiente. Pode ser uma flor, uma cor ou qualquer coisa que a acalme.
- **Concentre-se na respiração.** Respire em ciclos de 10 segundos, seis respirações por minuto. Inspire durante 5 segundos e depois expire também por 5 segundos. Faça isso durante 2 ou 3 minutos. Se não funcionar, corra sem sair do lugar, esmurre uma almofada ou conte até dez.
- **Converse com os amigos, a família ou o cônjuge.** Se você não tiver vontade de conversar com alguém que conheça, um terapeuta poderá ajudá-la a en-

trar em contato com seus sentimentos e também dar-lhe dicas sobre administração do estresse.
- **Experimente ervas medicamentosas.** A valeriana é um sedativo que comprovadamente ajuda as pessoas a dormirem mais depressa, melhor e por mais tempo, sem causar perda de concentração durante o dia. Ou experimente tomar um chá de kombucha*, que contém vitaminas do complexo B e outros micronutrientes que acabam com o estresse; ele é proveniente de uma cultura de levedura.
- **Dê um tempo.** A cada hora reserve 5 minutos e tente "dar um tempo" e não pensar em nada, a não ser em uma situação que considere perfeita, como as férias de seus sonhos, o companheiro ideal ou simplesmente não fazer nada. Você vai ficar surpresa com a eficácia desse recurso para baixar os níveis de estresse. Sonhar acordada é uma técnica natural de eliminação de estresse.
- **Experimente a aromaterapia.** Pensa-se que alguns aromas ativam a produção da serotonina, o composto químico cerebral do bem-estar. Coloque algumas gotas de um dos seguintes óleos essenciais em um lenço de papel para cheirar quando sentir que os níveis de estresse estão aumentando: jasmim, flor de laranjeira, lavanda, camomila, ylang ylang, vetiver, sálvia, limão ou menta. Você também pode usar óleos essenciais no banho, para ajudar a relaxar. Quando se sentir tensa, experimente um dos seguintes recursos: três gotas de patchouli e três de sândalo; três de pau-rosa e três de sálvia; duas de

---

* Bebida feita a partir da fermentação de uma planta aquática originária do Oriente, provavelmente da China. (*N. da R.T.*)

vetiver e jasmim. Se preferir, também pode queimar esses óleos em um vaporizador para ajudar a revigorar a mente e torná-la mais clara.
- **Livre-se do entulho.** A bagunça cria confusão e dá um sentimento de impotência. Se sua mesa de trabalho, casa ou carro são bagunçados e desorganizados, dispense o que não usa e organize o ambiente. Você irá imediatamente sentir que tem mais controle sobre a situação.
- **Faça uma meditação em movimento.** Simplesmente saia para caminhar, para limpar a mente do estresse. Focalize-se no corpo e em cada movimento, respire profundamente para deixar a tensão sair. Se a mente divagar, concentre-se em sentir o movimento dos pés, do calcanhar à ponta dos dedos, enquanto caminha.
- **Faça musicoterapia.** Todos os dias reserve dez minutos para ouvir, dançar ou cantar sua música favorita. Você ficará encantada ao perceber como isso a fará sentir-se relaxada. Apenas tenha o cuidado de escolher uma música alegre.
- **Solte as tensões.** Você contrai os ombros quando está tensa? Fecha a mão, cruza os braços ou as pernas? Conscientize-se das reações do seu corpo quando do submetido à pressão. Então, quando sentir que está recaindo na posição do estresse, faça o contrário — relaxe os ombros, abra as mãos, descruze os braços ou as pernas e não se esqueça de respirar. Pare de franzir a testa: relaxe o maxilar, tocando suavemente o ponto acima dos dentes da frente com a ponta da língua durante alguns segundos. Ao mesmo tempo, procure relaxar conscientemente os músculos faciais e deixe os ombros caírem, afastan-

do-os das orelhas uns dois a cinco centímetros. Você irá se surpreender com a quantidade de tensão que estava armazenada no corpo.

Relaxante ayurvédico
Experimente essa técnica ayurvédica para acalmar o cérebro. Durante o máximo de tempo possível, massageie suavemente o ponto acima do nariz, no meio da testa, fazendo um movimento circular muito leve. Pressionar a pele solta entre o polegar e indicador também é uma boa forma de reduzir o estresse, bem conveniente quando estamos falando ao telefone.

- **Beba chá de camomila.** A camomila é uma das melhores ervas para aliviar a tensão, tendo um efeito suavemente sedativo. Beba uma xícara sempre que se sentir tensa, a fim de relaxar. Tomar uma xícara antes de se deitar pode ajudá-la a dormir.
- **Tenha uma boa noite de sono.** As mulheres que estão chegando à menopausa costumam ter um sono intermitente, causado pelas flutuações hormonais, e quando estamos cansadas é mais difícil lidar com o estresse. A falta de sono também pode motivar o aumento de peso. Para conselhos e dicas sobre a melhor forma de ter uma boa noite de sono, veja o Capítulo 8.
- **Acaricie seu animal de estimação.** Se você tiver um animal de estimação, faça carinhos nele. Já foi provado que tal prática diminui a tensão e os níveis de estresse. Se não tiver um animal de estimação, por que não dar um abraço em alguém que ame? O efeito será o mesmo.

- **Coloque no papel.** Quando parecer que tem coisas demais para fazer, pegue papel e lápis e escreva o que precisa ser feito. Colocar as coisas no papel também a ajudará a focalizar a mente, permitindo-lhe pensar com clareza sobre o que é prioritário, o que pode esperar e o que deve ser delegado para outra pessoa. Quando uma tarefa tiver sido realizada, não se esqueça de riscá-la. Ver a lista diminuir traz satisfação e reduz o estresse.

5. A vida com a Dieta da Menopausa

Agora que você já sabe o que deve e o que não deve fazer na menopausa para reduzir os sintomas e estimular a perda de peso, aqui estão algumas ideias que podem ajudá-la a planejar as refeições. Experimente algumas das receitas, e então comece a criar as suas. Apresentamos a seguir algumas sugestões de cardápios.

Para começar o dia

Uma xícara de água quente com um pouco de suco de limão fresco (para hidratar o corpo, acelerar o metabolismo, equilibrar os açúcares no sangue e aumentar a ingestão de vitamina C, que é antioxidante e combate o envelhecimento).

Café da manhã

Escolha uma das opções a seguir:

- Vitamina feita com frutas silvestres variadas, leite de soja ou iogurte, uma colher de sopa de sementes diversas ou de sementes de linhaça trituradas.

- Dois ovos cozidos, uma fatia de torrada de pão integral e um copo de suco de maçã ou de cenoura feito na hora.
- Mingau de aveia polvilhado com nozes e sementes — por exemplo, amêndoas, sementes de linhaça ou sementes de girassol — e uma pera em cubinhos com uma xícara de chá.
- Cereais integrais, leite desnatado e frutas vermelhas acompanhados de um copo de suco de maçã e pera feito na hora.
- Ovo poché com torrada integral, tomate e um copo de suco de uva.

Vitaminas do café da manhã

Vitamina de abacaxi e banana. Você vai usar uma banana, um abacaxi e três colheres de sopa de iogurte desnatado. Descasque a banana e corte em pedaços. Tire a casca do abacaxi e corte em fatias no sentido do comprimento e depois em pedaços. Leve ao liquidificador o iogurte, a banana e alguns pedaços de abacaxi e bata até a mistura ficar cremosa.

Vitamina de banana, pêssego e frutas silvestres. Você vai usar uma banana, dois pêssegos, 12 morangos, framboesas ou mirtilos e três colheres de sopa de iogurte desnatado. Descasque e corte a banana. Descasque e retire os caroços dos pêssegos e corte-os em pedaços. Lave as frutas silvestres e retire os cabinhos. Bata todos os ingredientes no liquidificador até que fiquem homogêneos.

Almoço

Saboreie uma das opções a seguir:

- Sopa de agrião feita em casa, servida com duas fatias de pão integral.
- Batata assada recheada com ratatouille* e pasta de grão-de-bico.
- Pão árabe integral com atum ou queijo cottage, e salada. Pedaços de frutas frescas.
- Frango grelhado com uma porção grande de salada verde, meio abacate cortado em pedaços, molho para salada feito à base de limão e azeite e um pãozinho de trigo integral.
- Salada de feijão-fradinho com tomate, meio abacate, nozes, pepinos, pimentões e tempero para salada preparado à base de azeite de oliva e vinagre balsâmico.
- Sopa de feijão-branco com legumes, feita em casa, e pão francês de trigo integral com queijo cottage.
- Uma porção grande de salada mista de beterraba, agrião, pimentão e tomate. Regue com azeite de oliva e suco de limão, tempere e enfeite com nozes ou castanhas e sementes, como fonte de proteína, ou acrescente meia lata de atum conservado em água.
- Sopa de tomate feita em casa, com pimentão e cebola. Salada verde e torrada de pão integral.

---

* Prato típico da culinária francesa feito à base de berinjelas. (*N. da E.*)

Jantar

Experimente uma das opções:

- Atum grelhado servido com uma porção pequena de arroz integral e de vegetais refogados: repolho, brócolis, pimentão, cebolinha e cenoura picados no processador. Sobremesa: uma salada de suas frutas favoritas, tais como manga, banana, frutas vermelhas, maçã ou abacaxi. Corte em pedaços pequenos e misture folhas de hortelã fresco.
- Salmão assado e uma porção grande de salada verde enfeitada com nozes e sementes, temperada com suco de limão e azeite de oliva. Sobremesa: compota de frutas com iogurte natural semidesnatado.
- Peixe grelhado servido com aspargos cozidos no vapor, temperados com suco de limão e azeite de oliva, e uma salada verde. Sobremesa: compota de frutas silvestres feita em casa, com uma colher de sopa de iogurte natural desnatado.
- Refogado de frango e legumes, com gengibre, alho e arroz integral. Sobremesa: crumble* de aveia e frutas e uma pequena bola de sorvete.
- Hambúrguer feito em casa ou Quorn à bolonhesa com uma boa porção de legumes (abobrinha, pimentão, aipo e berinjela), com macarrão integral e folhas verdes. Sobremesa: frutas grelhadas.
- Macarrão de arroz refogado, peito de frango com molho de abacaxi e coentro e refogado de vegetais como brócolis, ervilhas e minimilho. Sobremesa:

---

* Torta preparada com frutas cozidas, farinha ou flocos de aveia, açúcar e manteiga. (*N. da T.*)

frutas silvestres congeladas com iogurte semidesnatado e um fio de mel.
- Frango grelhado ou espetinho de tofu marinado, com arroz integral, assado de abobrinha, berinjela, tomate, pimentão e pasta de grão-de-bico. Sobremesa: maçã assada com iogurte natural semidesnatado.

Lanches ricos em nutrientes

- Alguns quadradinhos de chocolate amargo (70 por cento de pasta de cacau) para que você obtenha muitos antioxidantes e cálcio.
- Um pedaço pequeno de uma fruta com um punhado de nozes, castanhas e sementes, para lhe fornecer antioxidantes, fibras e ácidos graxos essenciais.
- Duas colheres de sopa de pasta de grão-de-bico e pedaços de legumes, para obter antioxidantes e fitoestrógenos.
- Iogurte natural semidesnatado com nozes e sementes, para obter proteínas, cálcio e ácidos graxos essenciais.
- Panqueca de aveia (ingredientes: 2 xícaras de chá de leite, 2 ovos, 2 colheres de sopa de margarina, queijo parmesão ralado, 1 xícara de chá de aveia em flocos finos e sal. Os ingredientes são batidos no liquidificador e dourados na frigideira) com meio abacate amassado, como fonte de ácidos graxos essenciais, antioxidantes e carboidratos de liberação lenta.
- Uma xícara de chá de ervas com biscoitos.
- Pão árabe integral com maionese com baixo teor de gordura e vegetais frescos como palitos de cenoura, fatias de pimentão vermelho e amarelo e flores de brócolis cru.

- Suco de maçã, pera e frutas silvestres. Ingredientes: 2 maçãs, 1 pera e mais ou menos 12 morangos, framboesas ou mirtilos. Guarde alguns pedaços de maçã para passar por último no extrator de suco, para ajudar a diluir o suco das frutas silvestres, que é mais espesso. O suco de maçã e pera tem um sabor delicioso. As frutas silvestres contêm muitos nutrientes, principalmente potássio, e qualquer uma delas combina bem com a maçã e a pera.
- Milk-shake de tofu. Ingredientes: 115g de tofu, 1 xícara/180ml de frutas frescas ou congeladas (a gosto), 1/2 xícara de água, 1/2 xícara de leite de soja, 1 colher de sopa de sementes de linhaça, 9 amêndoas tostadas e 6 cubos de gelo (opcionais). Bata todos os ingredientes no liquidificador até que fiquem homogêneos. Despeje num copo grande e enfeite com sementes de gergelim; sirva gelado.

Bebidas

- Café com leite desnatado, sem açúcar nem melado
- Chá com leite desnatado, sem açúcar
- Chá de ervas
- Água filtrada
- Vitaminas sem açúcar
- Leite de soja
- Sucos de legumes
- Suco de fruta sem açúcar
- Bebidas dietéticas sem cafeína ou açúcar
- Uma taça ocasional de vinho tinto ou branco

Como comprar e cozinhar

É hora de recompor o estoque da geladeira e das prateleiras com ingredientes saudáveis e nutritivos, adequados à pessoa mais feliz, saudável e magra que você é. Se já estiver seguindo os conselhos apresentados até agora neste livro, seus hábitos de compra já devem estar mudando. Você já estará lendo as informações das embalagens e comprando alimentos frescos em vez de industrializados.

Uma dieta rica em nutrientes e pobre em açúcar, gorduras pouco saudáveis, aditivos e conservantes é a chave para a boa saúde. Apesar de comprar tipos novos e diferentes de alimentos, sua nova forma de fazer compras será tão simples quanto antes.

Evite sair para as compras quando estiver com fome. A fome aumenta a probabilidade de se encher o carrinho com guloseimas prontas e açucaradas. Também pode ser útil sentar-se e preparar uma lista dos ingredientes frescos e naturais que deseja comprar. Quando revisar a lista, você verá que a maioria dos alimentos que passará a comprar são encontrados no perímetro externo da loja, nas sessões de hortifrutigranjeiros e de alimentos congelados. Com exceção das especiarias, do azeite de oliva, do vinagre e de um ou outro artigo, você não terá mais a necessidade de caminhar pelos corredores do supermercado, repletos de comidas prontas e ricas em açúcar.

Despensa

- Uma seleção de feijões e ervilhas, como feijão-preto, feijão-manteiga, grão-de-bico, feijão-branco, feijão-fradinho, feijão-da-índia, lentilha, grãos de soja, feijão-preto e produtos feitos de leguminosas, como a pasta de grão-de-bico (*hummus*).

> ### Comprando feijões
>
> Evite os feijões pré-cozidos que contenham sal e conservantes. Escolha, em vez disso, os feijões pré-cozidos sem gordura animal ou sal. O feijão é uma fonte fantástica de nutrientes que pode ajudar a reduzir o colesterol e equilibrar o açúcar no sangue, mas seu valor nutricional pode ser prejudicado se for cozido com gordura e sal.

- Pão de farinha integral ou de trigo moído em moinho de pedra
- Macarrão integral e arroz integral
- Cuscuz marroquino*
- Arroz Basmati**
- Damascos secos
- Azeite de oliva extravirgem
- Amêndoas moídas para substituir a farinha nas massas de tortas e bolos
- Ervas e especiarias de sua preferência — para substituir o sal e o açúcar
- Óleo de nozes ou de macadâmia
- Óleos extraídos por prensagem a frio: de linhaça, soja, girassol e canola
- Molho pesto

---

* Prato popular no norte da África preparado com farinha de mandioca ou sêmola. É comum no nordeste brasileiro, onde é preparado com leite de coco e farinha de milho. (*N. da R.*)
** Arroz indiano de grãos longos, preparado apenas com água e sal. Muito utilizado na Península Ibérica, especialmente no preparo das paellas. Pode ser encontrado em lojas de produtos indianos, orgânicos e em alguns supermercados (*N. da E.*)

- Sementes: de linhaça, abóbora, girassol, cânhamo, gergelim
- Tomates secos em azeite de oliva
- Atum e sardinhas em conserva
- Aveia integral
- Nozes e castanhas sem sal: amêndoas, avelãs, nozes, pecãs, pinhão, amendoim
- Farelo de trigo, fortificado com vitamina B12
- Muesli
- Vinagre — balsâmico, de vinho tinto e branco, ou flavorizado
- Batata-doce, batata-inglesa e inhame

Bebidas

Evite bebidas alcoólicas, chá, café, chocolate em pó, sucos de frutas pasteurizados e adoçados e bebidas gasosas. Prefira os chás de ervas, os sucos de frutas e legumes frescos (de preferência orgânicos), água mineral ou filtrada. Se possível, compre recipientes de vidro.

Artigos gelados

- Queijo cottage sem gordura
- Iogurte sem açúcar, iogurte grego*
- Leite desnatado ou leite de soja
- Queijo semidesnatado ou desnatado

---

* O iogurte grego diferencia-se do comum por ser mais grosso e denso. Pode ser feito em casa, colocando-se iogurte natural sem farinhas ou amido sobre uma peneira, colocada em um pote ou tigela. A peneira deve estar forrada com guardanapo de pano. Deixe o iogurte escorrendo durante toda a noite, na geladeira. No dia seguinte, após drenar o líquido do iogurte, ele estará pronto. (*N. da E.*)

- Pastas para passar no pão à base de azeite de oliva
- Caixa pequena de sorvete de creme ou baunilha
- Ovos caipiras — que não contêm os hormônios e antibióticos presentes nos ovos de granja
- Sopas preparadas com baixo teor de gordura e sal
- Uma barra pequena de chocolate amargo

Frutas

Escolha uma vasta seleção de frutas frescas como maçã, pera, laranja, melão, nectarina, limão, uva, toranja, abacaxi, amora, mirtilo, morango etc. Evite as enlatadas, em compota ou congeladas que contenham adoçantes ou outros aditivos. Sempre será melhor comer frutas frescas, porque quando são processadas ou transformadas em suco, o teor de nutrientes e fibras diminui e o de açúcar e aditivos aumenta. Não se esqueça de incluir em sua lista os limões e as limas. Eles não só dão aos pratos um sabor picante, mas também podem equilibrar os níveis de açúcar no sangue.

Pureza, qualidade, valor nutritivo e rótulos informativos são alguns dos pontos a considerar quando comprar frutas e legumes frescos. Compre as frutas e legumes da estação — que tendem a ser mais baratos — em pequenas quantidades; se possível, compre duas vezes por semana.

Legumes e verduras

Prefira legumes e verduras frescos ou congelados em vez de enlatados. Os vegetais frescos se conservam na geladeira por mais ou menos uma semana; os congelados duram muito mais. Estes são práticos como reserva para o caso de os vegetais frescos acabarem durante a semana, e são uma boa opção porque são congelados quando estão no ponto ideal.

Os produtos frescos com frequência são colhidos semanas antes de chegarem às prateleiras do supermercado, portando podem ter perdido nutrientes importantes no transporte.

Se você comprar legumes enlatados, remova um pouco do sal drenando o líquido e lavando os vegetais com água. Alguns legumes são enlatados sem adição de sal. Tempere-os com cheiro verde, especiarias, limão ou vinagre para evitar acrescentar as calorias de gorduras, como a manteiga.

Finalmente, evite ficar sempre fiel aos vegetais já testados e aprovados como as ervilhas, cenouras e brócolis. Existe um mundo de variedade esperando por você. Se nunca tiver experimentado alguma das opções relacionadas a seguir, essa é sua chance.

Boas opções de legumes e verduras

- Broto de alfafa
- Alcachofra
- Coração de alcachofra
- Aspargos
- Berinjela
- Broto de bambu
- Feijões: verde, branco, manteiga e amarelo
- Broto de feijão
- Brócolis
- Couve-de-bruxelas
- Repolho
- Cenoura
- Couve-flor
- Aipo
- Chicória
- Couve-chinesa

Boas opções de legumes e verduras (cont.)

- Abobrinha
- Pepino
- Folhas: de beterraba, couve-tronchuda, dente-de-leão, couve, mostarda ou nabo
- Jicama (jacatupé)
- Couve-rábano
- Alho-poró
- Alfaces: endívia, escarola, variedades folhosas, alface-romana ou alface-americana
- Cogumelos
- Quiabo
- Cebola
- Salsa
- Pimentão (todas as variedades)
- Rabanete
- Chucrute
- Espinafre
- Cebolinha
- Ervilha verde
- Abobrinha amarela
- Nabo-amarelo
- Acelga
- Tomate
- Suco de tomate
- Purê de tomate
- Molho de tomate
- Nabo
- Suco de vegetais
- Castanhas-d'água
- Agrião

Carnes e peixes

Prefira as carnes magras e naturais, sem qualquer aditivo. Tente equilibrar a quantidade de carne vermelha e branca e compre muito peixe. Evite todos os peixes fritos, crustáceos, peixes salgados, anchovas e os enlatados com sal e óleo. Em lugar disso, prefira os peixes de carne branca e de água doce, o salmão, peixes cozidos ou assados e o atum conservado em água.

Artigos congelados

Embora sempre seja melhor comer alimentos frescos e de preferência orgânicos, os legumes e as frutas congelados são um excelente recurso, desde que não contenham sal, açúcar ou outros aditivos. Esses alimentos são congelados imediatamente depois de colhidos, no ponto de máximo valor nutricional.

Os peixes, frangos e carnes congelados em seu estado natural também são muito bons. Na Dieta da Menopausa, tudo o que é natural é sempre melhor, portanto evite o máximo possível os produtos processados, como a massa pronta para bolos ou a farinha de rosca.

Uma vez ou outra, quando sua rotina estiver realmente um caos, talvez você precise comer algo que possa ser preparado em alguns minutos. Comprar uma comida já pronta não vai fazer mal se você conferir o rótulo para ter certeza de que a lista de ingredientes não é longa demais. Algumas refeições prontas podem ter um teor muito alto de gorduras, mas as opções light podem conter açúcar e aditivos, portanto tenha cuidado.

> **Não coma sozinha**
>
> Não crie o hábito de preparar uma refeição para você e outra para seu parceiro e sua família. Não há necessidade de se desculpar ou de esconder as comidas que você compra, come e prepara, porque a Dieta da Menopausa é básica, saudável e melhorará a saúde de todos, independentemente da faixa etária e das preferências alimentares. Nas primeiras semanas talvez você encontre resistência, principalmente se tiver crianças, mas é interessante ter à mão uma quantidade de guloseimas nutritivas que aumentem a energia. A situação ficará melhor assim que sua família descobrir que essa alimentação satisfaz, é deliciosa e não é restritiva. Se você for paciente e persistente, a alimentação e a saúde de todos irão melhorar.

Comer fora na Dieta da Menopausa

Se você costuma sair com frequência para comer, ainda é possível ser fiel à Dieta da Menopausa se seguir as diretrizes abaixo:

Não passe fome por antecipação

É muito mais fácil manter o controle se você tiver comido de forma sensata durante o dia. Antes de comer, beba um copo de água — você vai se sentir mais satisfeita e menos propensa a comer em excesso.

Procure ser a primeira a pedir

Se você fizer seu pedido em primeiro lugar, não se sentirá tentada nem influenciada pelo que os outros pedirem. Comece com uma sopa; estudos mostram que quem pede sopa come menos no total. Quando escolher uma, lembre-se de que as cremosas têm mais gordura e calorias que a maioria das outras variedades.

Sempre pergunte como os pratos foram preparados

Os garçons estão se acostumando a lidar com esse tipo de pergunta, portanto não tenha medo de incomodá-los. Os pratos são assados? São grelhados? São preparados com manteiga ou óleo? Pergunte quais os ingredientes do molho; o que foi usado na sopa; como foi feito o tempero da salada. Sempre peça para trazerem a manteiga, os molhos e os temperos de salada em separado. Dessa forma você pode controlar a quantidade de gordura que vai comer. Quando pedir um prato de massa, escolha algum com molho de tomate em vez de um molho cremoso, já que os primeiros são muito mais magros e menos calóricos. Além disso, o molho de tomate pode ser contado como um legume.

Vá com calma

Coma com calma e descanse os talheres entre duas garfadas. Jantar não é apenas desfrutar a comida; saboreie também a ocasião e a conversa. Se você comer muito depressa, seu sistema digestivo ficará sobrecarregado. Pare de comer quando sentir o estômago cheio — ouça as indicações que o corpo lhe dá. Não é preciso deixar o prato vazio. Peça que embalem a sobra para viagem, de modo que possa levar metade da refeição para casa. (Se você quiser comer menos, pode pedir duas entradas ou uma entrada e uma salada como refeição.)

Espere 10 a 15 minutos antes de pedir a sobremesa. Seu estômago leva algum tempo para informar ao cérebro que já comeu o bastante. Se depois de esperar você ainda não conseguir de maneira alguma evitar uma sobremesa, faça questão de dividi-la com os amigos. As pessoas geralmente pedem sobremesa por força do hábito, mas algumas garfadas são suficientes para satisfazer até os mais ávidos por doces.

Escolha as bebidas com cuidado

Beba água, refrigerante dietético, chá ou café sem açúcar, em vez de beber um refrigerante comum ou uma bebida alcoólica. Isso representará uma grande economia de calorias. Se você achar que está bebendo muito álcool, prefira um kir* ou uma sangria. Se misturar água mineral com gás ao vinho branco, você poderá beber o dobro sem se preocupar.

---

* Bebida aperitiva à base de licor de cassis e vinho branco. (*N. da E.*)

Receitas selecionadas

Mingau de cereais

Um mingau com poucas calorias e gordura e com muita fibra é o começo perfeito para o dia. Ele também é rico em fitoestrógenos, antioxidantes e ômega 3.

Rende 3 porções

425ml de leite de soja
30g de grãos de painço
30g de flocos de cevada
30g de aveia

Para servir

Queijo cremoso com baixo teor de gorduras
Mel
Frutas secas picadas, como damasco ou oxicoco*,
1 colher de chá de sementes de abóbora e amêndoas

1. Numa panela pequena, leve o leite ao fogo até ferver; adicione o painço, a cevada e a aveia. Baixe o fogo e deixe cozinhar por 10 minutos, mexendo ocasionalmente até que os cereais fiquem macios.
2. Coloque o mingau numa tigela, cubra com uma camada de queijo cremoso e um pouco de mel e polvilhe com as frutas secas, as sementes e as amêndoas.

---

* Também conhecida como cranberry. (*N. da E.*)

Taça de framboesa

Essa receita tem poucas calorias e gorduras, e contém muitas fibras, antioxidantes e proteína. Você também estará ingerindo fitoestrógenos das framboesas e ômega 3 das nozes.

Rende 4 porções

30 a 40 framboesas frescas
425ml de iogurte natural semidesnatado

Para servir

4 colheres de sopa de mel
30g de nozes picadas, sem sal

1. Disponha as framboesas no fundo de 4 copos ou tigelas de vidro. Despeje o iogurte sobre as framboesas e leve à geladeira por 10 minutos.
2. Para servir, derrame uma colher de sopa de mel sobre cada sobremesa e guarneça com nozes picadas.

Salada de feijão e escarola

Esta salada oferece muita fibra, proteína, magnésio e fitoestrógenos, que equilibram os hormônios. Se você não encontrar feijão de soja, experimente edamame (soja verde), cozida e descascada, ou feijão-oró. Algas granuladas podem ser encontradas em lojas de produtos naturais.

Rende 4 porções

Tempero para a salada

1 colher de sopa de óleo de linhaça
1 colher de sopa de água

1 colher de sopa de molho de soja Shoyu ou Tamari*
2 colheres de chá de mostarda de Dijon**
1 colher de chá de alga granulada

Salada

425g de feijão de soja lavado e enxugado com toalhas de papel
1/2 pimentão vermelho sem sementes, cortado em tiras de 0,5cm (aproximadamente meia xícara)
1/4 xícara de folhas de salsa fresca picadas
2 xícaras de escarola cortada fina
1 abacate pequeno descascado, sem caroço, cortado em cubos de 0,5cm

1. Numa tigela pequena, misture todos os ingredientes do tempero da salada. Reserve.
2. Numa tigela média misture delicadamente a soja, os pimentões e a salsinha. Acrescente o tempero, misture com cuidado e deixe descansar por pelo menos 5 minutos ou até uma hora.
3. Quando estiver pronto para servir, divida a escarola em quatro tigelas pequenas. Misture delicadamente o abacate com a salada de feijão. Distribua um pouco da salada de feijão sobre cada porção de escarola. Sirva imediatamente.

---

* Molho de soja fermentado feito a partir de grãos de soja, água ou sal marinho, sem a inclusão de trigo, como é o caso do Shoyu. (*N. da R.T.*)
** Preparada a partir de sementes de mostardas moídas e misturadas em vinho branco, vinagre e ácido cítrico. (*N. da R.T.*)

Sopa de lentilhas

Essa sopa nutritiva e substancial é rica em fibras e fitoestrógenos.

Rende 2-3 porções

115g de lentilhas vermelhas
425ml de caldo de legumes
120ml de água
1/2 cebola
1 dente de alho
1/2 colher de chá de óleo de girassol
1 pitada de cominho em pó
2 fatias de limão

1. Coloque as lentilhas numa panela, adicione o caldo de legumes e a água e aqueça até entrar em ebulição. Cozinhe durante 30 minutos, removendo com uma colher de pau a espuma que se formar na superfície.
2. Descasque e corte a cebola. Descasque e amasse o alho. Aqueça o óleo numa frigideira antiaderente em fogo moderado. Frite o alho e a cebola até ficarem dourados.
3. Adicione o cominho às lentilhas e mexa bem. Sirva a sopa em tigelas individuais, guarnecendo com a mistura de cebola e alho e com fatias de limão. O pão integral acompanha bem esse prato.

Feijão com alho e tomates

Essa receita contém muitos fitoestrógenos, fibras, antioxidantes e proteína. A guarnição de espinafre fornece uma dose adicional de ferro e vitamina C.

Rende 6 porções

395g de feijão-manteiga seco, deixado de molho de véspera
90ml de azeite de oliva extravirgem
2 cebolas grandes, picadas
3 dentes de alho em fatias finas
1 pimentão vermelho sem sementes, em tiras
1 talo de aipo lavado, cortado em fatias
2 cenouras cortadas em fatias finas
1 colher de sopa de orégano
1 colher de sopa de tomilho
395g de tomates picados
2 colheres de sopa de purê de tomates diluído em 450ml de água quente
1/2 colher de chá de açúcar
sal marinho
4 colheres de sopa de salsa picadinha

Para servir

Espinafre

1. Preaqueça o forno a 180°C.
2. Lave o feijão, leve ao fogo numa panela com bastante água, cubra e cozinhe durante mais ou menos 30 minutos ou até ficar quase cozido. Escorra.

3. Aqueça o óleo em outra panela e refogue as cebolas até ficarem douradas. Acrescente o alho e frite durante 2 minutos. Junte o pimentão, o aipo, a cenouras e as ervas secas e refogue durante 5 ou 6 minutos. Adicione os tomates, o purê diluído e o açúcar. Cubra e cozinhe durante 10 minutos. Adicione o feijão, corrija o sal e cozinhe em fogo brando durante 15 minutos.
4. Adicione a salsa, transfira para um recipiente refratário e leve ao forno durante 30 minutos ou até que as bordas fiquem douradas. Sirva quente ou a temperatura ambiente, guarnecido com espinafre.

Salada de tofu e espinafre

Essa salada deliciosa tem poucas calorias e gorduras e é rica em ferro, antioxidantes e fitoestrógenos.

Rende 1 porção

170g de tofu
4 colheres de sopa de suco de limão
1 colher de sopa de gengibre em pó
1 colher de sopa de pimenta-do-reino
115g de espinafre fresco
70g de cenouras fatiadas
55g de pimentão verde fatiado

Para temperar

1 colher de sopa de molho de soja
1 colher de sopa de vinagre branco

1 colher de sopa de água
1 colher de sopa de azeite de oliva
1 dente de alho amassado

1. Corte o tofu em pedaços e misture numa tigela com o suco de limão, o gengibre e a pimenta-do-reino. Leve ao forno em uma assadeira ligeiramente untada e asse o tofu até ficar marrom (325°C, 20 a 40 minutos).
2. Misture o espinafre, as cenouras e o pimentão. À parte, misture o molho de soja, o vinagre, a água, o azeite e o alho. Despeje esse molho sobre a salada. Acrescente o tofu e misture bem. Sirva com uma fatia de torrada de pão integral.

Salmão ao leite

Esse prato tem pouca gordura e calorias e é rico em antioxidantes e ômega 3.

Rende 1 porção

120ml de leite desnatado
115g de salmão
1 fatia de limão
85g de brócolis (apenas as flores)
1 dente de alho, picado
1 colher de sopa de óleo de linhaça

1. Aqueça o leite numa frigideira e adicione o salmão. Cozinhe em fogo alto durante 5 a 7 minutos. Confira o meio do peixe para ver se está cozido. Regue com o suco do limão.

2. Numa panela de cozinhar no vapor, coloque os brócolis e o alho e cozinhe durante 10 minutos. Regue com o óleo de linhaça. Sirva o salmão e o brócolis com batatinhas cozidas ou uma batata assada.

Porções de peixe

Essas porções deliciosas têm pouca gordura e calorias e são uma boa fonte de proteína, ômega 3, antioxidantes e compostos sulfurosos que fortalecem o fígado.

Rende 2 porções

2 filés de um peixe gorduroso, como salmão ou truta, sem a pele
2 cabeças pequenas de bok choy (couve chinesa)
1 talo de aipo limpo
2 cebolas grandes
2 cogumelos portobello grandes
2 colheres de sopa de caldo de ostras

1. Lave e seque o peixe e corte-o no sentido do comprimento em tiras de 2cm de largura. Corte o bok choy ao meio, no sentido do comprimento. Sobre dois pedaços de papel-manteiga, divida-o e distribua os pedaços de peixe sobre ele.
2. Corte o aipo em pedaços diagonais de 2cm. Divida as cebolas ao meio e depois em tiras grossas no sentido do comprimento. Pique o cogumelo em fatias finas. Separe os vegetais e coloque-os sobre cada porção de peixe. Despeje uma colher de sopa de caldo de ostras sobre cada porção. Embrulhe para fazer dois pacotes e os coloque numa grelha sobre

uma panela de água fervendo. Se tiver uma peneira de bambu, poderá usá-la sobre uma panela ou wok. Cubra e cozinhe no vapor durante 5 minutos ou até que o peixe esteja cozido.
3. Para servir, faça um corte em formato de cruz no papel para revelar o conteúdo. Sirva com arroz integral, para ter mais energia, fibras e uma boa dose de vitaminas B, que são calmantes.

Cozido vegetal

Um cozido rico em antioxidantes que dá energia.

Rende 2-3 porções

1 cebola grande descascada e picada
1 dente de alho grande descascado e picado
1 colher de sopa de azeite de oliva
170g de espinafre fresco picado
395g de grão-de-bico enlatado
395g de tomates enlatados picados
70g de passas
2 batatas pequenas descascadas e picadas
85g de arroz integral
sal marinho a gosto

1. Frite a cebola e o alho no azeite de oliva. Acrescente o espinafre e refogue até ficar macio. Adicione o restante dos ingredientes, exceto o sal.
2. Cozinhe durante 45 minutos, ou até que as batatas estejam macias quando espetadas com um garfo. Acrescente água se o cozido ficar muito espesso.
3. Coloque o sal e sirva.

Peito de Frango Recheado

Ele tem poucas calorias e gorduras e é uma boa fonte de antioxidantes e ferro.

Rende 4 porções

125g de espinafre fresco
55g de cream cheese light
Sal marinho e pimenta-do-reino
1 cebola ralada
1 colher de sopa de casca de limão ralada
55g de cogumelos portobello cortados em fatias finas
4 peitos de frango sem pele (aproximadamente 140g cada)
1 batata grande, pré-cozida

1. Preaqueça o forno a 190°C.
2. Coloque no processador o espinafre e o queijo cremoso e misture até ficar homogêneo. Tempere com sal marinho e uma pitada de pimenta e transfira a mistura para uma tigela.
3. Aqueça uma frigideira e refogue a cebola, sem gordura, durante 5 minutos, até ficar macia e dourada. Adicione a casca de limão e os cogumelos e refogue por mais 5 minutos para extrair a umidade. Misture ao espinafre.
4. Faça um corte longitudinal no lado de cada peito de frango e separe os lados, formando uma bolsa. Coloque um pouco da mistura de espinafre em cada bolsa.
5. Corte a batata em fatias. Arrume as fatias numa vasilha refratária, um pouco superpostas. Coloque

os peitos de frango sobre as batatas e adicione o sal. Cubra o frango com papel-alumínio para evitar que a superfície fique queimada. Asse durante 45 minutos. Sirva com cebola roxa assada e tomates.

Maçãs recheadas

Rende 2 porções

2 maçãs grandes
Recheios sugeridos: tâmaras, canela, passas
1 colher de sopa de mel ou geleia sem açúcar

1. Retire o miolo das maçãs e faça um corte na casca, em torno do meio da fruta. Preencha o miolo com o recheio escolhido e o mel ou geleia.
2. Asse a 200°C durante 50 minutos, ou até que a fruta fique macia. Sirva quente ou fria.

Espetinhos de frutas

Se você não acha as frutas muito atraentes, eis uma maneira de deixá-las mais interessantes. Compre um pacote de palitos de madeira para espetinho. Corte as frutas em cubos e coloque-os nos palitos. Experimente alternar pedaços de abacaxi com melão, pêssego, damasco, banana e uva. Coma com um punhado de amêndoas assadas para ter um lanche nutritivo e substancial.

Vitamina de Frutas e Cereais

Essa é uma excelente fonte de antioxidantes e ácidos graxos essenciais. Também é rica em fibras, portanto é excelente para desintoxicar.

Rende 1 porção

8 morangos frescos ou congelados
1 banana
70g de mirtilos frescos ou congelados
1 colher de sopa de óleo de linhaça
6 amêndoas inteiras descascadas
2 colheres de sopa de farelo de aveia
120ml de leite desnatado ou suco de laranja

1. Corte os morangos ao meio; descasque a banana, cortando-a ao meio, se for grande. Bata no liquidificador os morangos, a banana, os mirtilos, o óleo de linhaça, as amêndoas e o farelo de aveia até a mistura ficar homogênea. Acrescente leite ou suco de laranja e misture novamente. Sirva gelado.

É possível variar essa receita usando leite de soja, rico em fitoestrógenos, ou brincar com diferentes combinações de frutas para ter uma boa mistura de nutrientes. Experimente manga, abacaxi e framboesas, ou banana, pêssego e frutas silvestres — fica delicioso!

6. Como perder peso naturalmente na meia-idade

A Dieta da Menopausa e o método para desintoxicação ajudarão a estabilizar os níveis de açúcar no sangue e de hormônios e, dessa forma, é possível que você descubra que está perdendo peso sem sequer tentar. No entanto, se os quilinhos não estão indo embora tão depressa quanto você gostaria, este capítulo contém muitas dicas para ajudá-los a desaparecer.

À medida que for lendo este capítulo, não se esqueça da regra mais importante da Dieta da Menopausa: a chave *não* é fazer dieta para emagrecer, e sim ter uma alimentação saudável. Se você quiser perder peso, precisa comer. Para que você possa vencer o desejo por determinados alimentos, acelerar o metabolismo e queimar gorduras, seu corpo necessita de um suprimento regular de nutrientes de todos os grupos alimentares.

Se você tiver uma alimentação saudável e praticar exercícios e ainda assim não conseguir perder o excesso de peso, será preciso procurar um médico para descartar a possibilidade de qualquer distúrbio metabólico como diabetes, tireoide preguiçosa ou síndrome de ovário policístico. Nessas condições é mais difícil perder peso, mas não é impossível, e será preciso trabalhar em conjunto com o médico para encontrar o melhor programa de dieta e tratamento.

Eu preciso mesmo perder peso?

O excesso de peso pode aumentar o risco de doenças cardiovasculares e de câncer, mas somente uma parte desse risco é determinada pelo número que você vê na balança. Para ter uma visão mais clara do efeito do peso sobre sua saúde, é preciso conhecer o índice de massa corporal (IMC) e a razão cintura-quadril.

Calcule seu IMC

No momento, o IMC é a melhor ferramenta para decidir se o seu peso atual é saudável. Essencialmente, esse índice é uma fórmula que está relacionada à gordura corporal. Para prever o risco de doenças, o IMC é um fator mais importante que a simples medida do peso. Para calculá-lo, meça sua altura em metros e eleve-a ao quadrado. Em seguida, pese-se. Divida o peso pelo quadrado da altura. Para uma mulher com 1,60m de altura e 65kg, o cálculo seria: 1,6 x 1,6 = 2,56. Dividir então 65 por 2,56, obtendo 25,39. Se seu IMC está entre 18,3 e 24,9 você está no peso ideal, de acordo com a Organização Mundial de Saúde. Se o índice for maior que 25, considera-se que você está com excesso de peso; se o índice for menor que 18, seu peso é considerado muito baixo.

O IMC também pode ser usado para ajudar a determinar sua meta de perda de peso. Se seu índice supera 25, calcule quanto você deveria pesar para ter um IMC igual a 25. Então subtraia a resposta do seu peso atual, para obter sua meta de perda de peso. Esse valor é realista? Depende muito de sua idade e de suas circunstâncias de vida. Você pode ser obrigada a se contentar com uma perda de 5 a 10 por cento do peso atual — mesmo essa mudança já seria suficiente para evitar diabetes e doença cardíaca. Se sua meta é um número muito alto — digamos, acima de 23kg —, pense nela como um objetivo de longo prazo, para ser atingido nos próximos três anos. Divida a meta em estágios viáveis; por exemplo: perder 9kg por ano. Seja qual for sua meta, perder de 0,5kg a 1kg por semana é uma expectativa realista e saudável, que coloca você no caminho para ter o peso natural.

Calcule a razão cintura-quadril

Pegue uma fita métrica e meça sua cintura onde ela for mais estreita, mantendo o abdômen relaxado. Em seguida, meça a circunferência dos quadris onde são mais largos. Finalmente, divida a medida da cintura pela medida dos quadris. Um valor menor ou igual a 0,8 é um resultado saudável. Com essa proporção você não tem excesso de gordura em torno da cintura.

Leve em consideração a forma do corpo quando estabelecer sua meta de perda de peso. Definitivamente, os corpos com formas de maçã e de pera não são iguais quando se trata do risco de desenvolver diabetes e outras doenças. Se você tem forma de maçã, o risco é maior.

Tratamentos naturais para perda de peso

Se os números dizem que você precisa perder peso, eis algumas estratégias naturais que irão ajudá-la a diminuir a massa corporal — e a mantê-la mais baixa. Você não vai encontrar aqui um remédio milagroso. A única maneira de perder peso permanentemente é mudar os hábitos alimentares de acordo com as diretrizes da Dieta da Menopausa, encontradas no Capítulo 3, e fazer dessas diretrizes um plano alimentar para toda a vida. A perda de peso sustentável precisa ser gradual, e isso leva tempo. Você deve ter como objetivo perder não mais que 1kg por semana. Isso pode parecer lento e frustrante, mas as pesquisas mostraram que essa abordagem gradual funciona e reduz permanentemente o peso.

Alimentos e suplementos

Se você *está* tentando perder peso, deve aumentar a ingestão de certos alimentos ricos em nutrientes. Se *estiver* seguindo a Dieta da Menopausa, já deve estar consumindo uma quantidade suficiente desses alimentos, mas a lista a seguir apresenta alguns bons exemplos das comidas pobres em calorias e ricas em nutrientes que podem ajudá-la a perder peso.

Alimentos que queimam gorduras

Amêndoa: Estudos apresentados na Experimental Biology Conference de 2005, na Califórnia, mostraram que a inclusão de amêndoas na dieta pode contribuir para maior saciedade e evitar o aumento de peso. Os pesquisadores levantaram a hipótese de que os altos níveis de fibra e proteína podem ser responsáveis por esses resultados.

Maçã: As maçãs contêm pectina, um composto químico encontrado também na parede celular da maioria das frutas silvestres e frescas. Essa substância limita a quantidade de gordura que as células podem absorver.

Abacate: Estudos mostraram que os ácidos graxos essenciais e proteínas como as que são encontradas no abacate aceleram o metabolismo e promovem a perda de peso.

Banana: É uma boa fonte de magnésio, um mineral da maior importância para a produção de energia e o funcionamento adequado dos nervos. O magnésio também promove o relaxamento muscular e ajuda o corpo a produzir e usar insulina. Também é fundamental para a absorção de cálcio; um equilíbrio correto desses dois minerais é importante para perda de peso.

Cevada: É uma boa fonte de fibras solúveis, cuja importância para a perda de peso já foi demonstrada por pesquisas.

Mirtilo: Essa é uma fonte fantástica de vitamina C. Estudos mostraram que a ingestão da quantidade suficiente de vitamina C é crucial para a administração do peso.

Brócolis: Inúmeros estudos associam o cálcio à perda de peso. O brócolis não só é rico em cálcio, mas também em vitamina C, que melhora a absorção do cálcio; ele também contém isoflavonas.

Canela: Um número cada vez maior de estudos mostra que a canela contém substâncias que podem ajudar o corpo a converter o açúcar em energia, diminuindo a probabilidade de que ele seja armazenado como gordura.

Alimentos que queimam gorduras (cont.)

Alho: O alho contém uma substância chamada alicina que, de acordo com as pesquisas, tem uma qualidade significativamente protetora das células e ajuda a reduzir os depósitos de gordura.

Toranja: Pensa-se que as propriedades químicas das frutas cítricas, que combatem a gordura e são ricas em vitamina C, ajudam a reduzir os níveis de insulina, evitando o armazenamento de gordura e promovendo a perda de peso.

Pimentas: Pesquisadores descobriram que comer pimenta pode acelerar o metabolismo e eliminar a fome compulsiva. Isso ocorre porque a capsaicina (um composto químico encontrado na pimenta-malagueta e pimenta-de-caiena) estimula temporariamente o corpo a produzir mais hormônios do estresse. Isso acelera o metabolismo e provoca a queima de calorias.

Carne magra de peru: O peru é uma boa fonte de ácido linoleico conjugado (CLA). Uma pesquisa publicada recentemente no *Journal of Nutrition* confirma que o CLA ajuda na redução gradual da gordura corporal, promovendo a perda de peso.

Aveia: Essa é uma boa fonte de fibras lipossolúveis que combatem o colesterol, aceleram o metabolismo e dão uma sensação de estômago cheio por mais tempo.

Uma taça ocasional de vinho tinto: Embora seja rica em calorias, uma taça de vinho tinto ocasionalmente pode ser benéfica para a perda de peso. Aparentemente, a semente de uva contém substâncias que têm um efeito inibidor do aumento de peso.

Peixes gordurosos: O salmão, a cavala, o arenque e outros peixes gordurosos são grandes fontes de gorduras essenciais; estudos já demonstraram que essas gorduras são indispensáveis para a perda de peso.

Alimentos que queimam gorduras (cont.)

Pera: De acordo com uma pesquisa da Universidade do Estado do Rio de Janeiro, mulheres com excesso de peso que comeram o equivalente a três peras pequenas por dia perderam mais peso com uma dieta hipocalórica do que as mulheres que não incluíram a fruta na dieta. As que comeram frutas também ingeriram, no total, menos calorias. Portanto, da próxima vez que quiser matar o desejo por açúcar, apele para essa guloseima com poucas calorias e muitas fibras. Você vai se sentir satisfeita por mais tempo e vai comer menos.

Quinoa: Essa é uma excelente fonte de proteína completa. Inúmeros estudos mostraram que a proteína pode ajudar a acelerar o metabolismo, queimar gorduras e formar tecido muscular magro.

Algas: As pesquisas mostraram que as algas contêm grande quantidade de nutrientes e podem ajudar a restaurar o equilíbrio hormonal e acelerar o metabolismo.

Soja: A soja contém lecitina, um composto químico que protege as células contra o acúmulo de gorduras. A lecitina também degrada os depósitos de gordura do corpo.

Espinafre: As pesquisas continuam a confirmar que as dietas que incluem muitos legumes e verduras ricos em nutrientes estão associadas a um risco mais baixo de aumento de peso. O espinafre fornece o apoio nutricional necessário para uma perda de peso saudável e eficaz.

Semente de girassol: Essas sementes são uma usina de proteínas, vitaminas, sais minerais e de outros nutrientes que aumentam a energia, aceleram o metabolismo e promovem a perda de peso.

Nozes: As pesquisas mostraram que 30g de nozes por dia melhoram o perfil lipídico de pacientes com diabetes tipo 2 e reduzem o risco de obesidade.

Quando se trata de perder peso, é altamente recomendado um complexo de vitaminas e sais minerais que forneça uma garantia nutricional a mais. Um bom polivitamínico lhe fornecerá a quantidade diária recomendada de todas as vitaminas e minerais mais importantes, necessários para manter o metabolismo (queima de gorduras) em dia. (Ver mais conselhos sobre polivitamínicos no Capítulo 7.)

Embora todos os nutrientes sejam importantes para a perda peso, alguns são especialmente úteis. A deficiência de qualquer um deles pode prejudicar seus planos de emagrecimento, por isso é preciso cuidar para que a alimentação e o programa de suplementação os contenham em quantidade. Aqui estão os principais:

Vitamina B

As vitaminas do complexo B são importantes para a perda de peso porque participam da produção da energia e do metabolismo das gorduras e ajudam na digestão dos alimentos. Quando a digestão é boa, é possível utilizarmos os alimentos com mais eficiência, em vez de armazená-los como gordura. É melhor que você obtenha suas vitaminas B da alimentação. Os grãos integrais, as nozes e castanhas, os peixes, os legumes e verduras e os laticínios com baixo teor de gorduras são ricos em vitamina B. Contudo, se você pensa que pode estar com alguma deficiência, a melhor forma de garantir a ingestão dessa vitamina em quantidade suficiente é tomar um bom suplemento de complexo B.

Cálcio

Esse mineral importante para a estrutura óssea geralmente é escasso nas dietas de emagrecimento, mas as pesquisas mostraram que na verdade ele é importante para a perda de peso. Aparentemente o cálcio armazenado nas células de gordura tem um papel fundamental na regulação da forma como a gordura é armazenada ou degradada pelo corpo. Pensa-se que quanto maior a quantidade de cálcio presente nessas células, mais gordura elas queimarão. Portanto, se você quer perder peso, não se apresse a eliminar os laticínios da sua dieta. O segredo é consumir os que possuem baixo teor de gordura, em vez dos integrais. Outras boas fontes de cálcio são os vegetais folhosos. Você deve ter como meta ingerir diariamente de 1.000 a 1.200mg de cálcio. Se quiser usar suplementos de cálcio, é importante dar preferência aos que também contenham vitamina D, zinco e magnésio, já que eles ajudam o corpo a absorver esses nutrientes. O corpo absorve o citrato de cálcio com mais facilidade que o carbonato de cálcio.

Cromo

Esse mineral é necessário para o metabolismo do açúcar. Sem ele, a insulina perde a eficácia no controle dos níveis de açúcar no sangue, dificultando a queima dos alimentos como combustível, de modo que maior quantidade deles é armazenada como gordura. De acordo com estudos, o cromo também pode ajudar a controlar os níveis de gordura e colesterol no sangue. Algumas boas fontes alimentares de cromo são os grãos integrais, a banana, a cenoura, o repolho, o cogumelo e o morango. Caso busque um suplemento de cromo, a maioria das pessoas toma de 50 a 200mcg por dia de um quelato orgânico de picolinato de cromo, em vez dos suplementos comuns, que são mais difíceis de absorver.

Manganês

Esse mineral ajuda na absorção de gorduras e na estabilização dos níveis de açúcar no sangue. Ele também funciona em associação com muitas enzimas, inclusive aquelas envolvidas na queima de energia. Procure assegurar-se de que seu suplemento de polivitaminas e minerais contenha manganês. Os alimentos ricos nesse mineral incluem os vegetais folhosos, a noz-pecã, as ervilhas e os grãos integrais.

Magnésio

É importante ter um bom suprimento desse mineral, pois ele ajuda na produção de insulina e na regulação dos níveis de açúcar no sangue. Entre os alimentos ricos em magnésio estão os vegetais folhosos, as nozes, castanhas e sementes, e a soja. Se você quiser tomar um suplemento de magnésio, recomendamos uma ingestão diária em torno de 300mg.

Coenzima Q10

Essa coenzima é necessária à produção de energia. Estudos também mostraram que ela pode ajudar na perda de peso. Entre as boas fontes alimentares estão a sardinha, o óleo de soja, os grãos integrais e a cavala. Se você quiser tomar um suplemento, o ideal é fazê-lo com orientação de um nutricionista. A dose ideal é de duas cápsulas de 60mg duas vezes ao dia.

Zinco

Esse mineral é importante porque ajuda a controlar o apetite. A deficiência de zinco costuma causar a perda do paladar e do olfato. Procure ter certeza de que seu suplemento de vitaminas e minerais contém zinco e inclua em sua dieta mais alimentos ricos nesse nutriente, como os vegetais folhosos, as nozes, castanhas e sementes, os grãos integrais e o ovo. Se achar que não está ingerindo zinco suficiente, você pode fazer uso de um suplemento diário de 15g, porém não mais que isso, já que níveis elevados desse nutriente podem deixar o organismo vulnerável a infecções.

Outros suplementos nutricionais

A seguir citamos outros suplementos nutricionais que costumam ser recomendados para ajudar a perda de peso:

- Potássio: é importante para a produção de energia.
- AGEs (ácidos graxos essenciais): para controle do apetite.
- Casca de *psyllium**: como fonte de fibra e para promover a sensação de satisfação.
- Kelp: contém minerais que ajudam na perda de peso.
- Cápsulas de lecitina: ajudam a digerir as gorduras.
- Espirulina: ajuda a estabilizar o açúcar no sangue.
- Vitamina C: acelera o metabolismo lento.
- Boro: acelera a queima das calorias (as passas e a cebola são boa fontes).
- Os aminoácidos L-ornitina, L-arginina e L-lisina: pesquisas mostraram que uma combinação deles pode ajudar na perda de peso.

---

* Erva com folhas espessas, originária do Mediterrâneo. (*N. da R.T.*)

Se você quiser fazer uso de algum suplemento nutricional, de ervas ou emagrecedor que a ajude a perder peso, como o ginseng, a garcinia cambogia ou a erva-doce, será preciso consultar seu médico ou um nutricionista. Alguns suplementos de ervas podem ser tóxicos se ingeridos em excesso. A ephedra ou chá-do-deserto é um ingrediente popular em muitas formulações emagrecedoras vendidas sem receita médica, mas já foi demonstrado que ela causa arritmia cardíaca, derrame, hipertensão e ansiedade — um perfil nada inócuo. Portanto, é melhor evitá-lo.

A não ser que o médico considere seu peso um risco sério à saúde ou julgue que você poderá ser beneficiada se tomar um remédio para emagrecer por um curto período de tempo, fique longe de qualquer tipo de medicamento emagrecedor. Você precisa perder peso de forma permanente. O problema com os remédios para emagrecer é que eles são como as dietas: não funcionam a longo prazo. A melhor forma de perder peso é adquirir controle sobre os hábitos alimentares e aumentar a atividade física.

Encontre um exercício físico que lhe agrade

Se sua vida não é ativa, este é o momento de começar a movimentar o corpo. É impossível exagerar quando se trata dos benefícios dos exercícios físicos para as mulheres que estão chegando à menopausa. A atividade física regular pode ajudar a equilibrar os hormônios e a reduzir o risco de doenças cardiovasculares, diabetes, câncer, osteoporose e pressão alta. Ela ajuda a manter o bom funcionamento dos intestinos, de modo que as toxinas são rapidamente removidas, e também ajuda a aumentar a imunidade, os níveis de energia, a libido e a autoestima. E ainda nem mencionamos a questão da perda de peso.

Os exercícios físicos aceleram o metabolismo e queimam calorias. Por aumentarem a massa muscular, eles ajudam o corpo a consumir calorias, mesmo quando está em repouso. Com todos esses benefícios, os exercícios simplesmente precisam ser uma parte essencial do seu programa da Dieta da Menopausa.

Tenha o cuidado de não se precipitar numa rotina de exercícios rigorosos. Em vez disso, comece devagar, com exercícios moderados, e aumente gradualmente a carga, principalmente se você vinha tendo uma vida sedentária há algum tempo. Caminhe, em vez de correr, nade ou pedale num ritmo moderado, e assim por diante. Quando se sentir mais forte, você poderá aumentar a intensidade e a duração do programa de exercícios, mas, como já dissemos, tenha o cuidado de fazê-lo gradualmente.

Aviso
Se você tiver excesso de peso, pressão alta ou qualquer disfunção preexistente, consulte o médico antes de começar um programa de exercícios físicos.

Sua rotina de exercícios

Ciente de que a atividade física é segura, exercite-se com segurança! Use o bom senso e escute o que o corpo lhe diz. Quando estiver começando, é possível que você sinta algum desconforto ou até uma leve dor depois de uma sessão de exercícios, mas não deve haver dores intensas, desmaios, tontura, falta de ar ou náusea. Portanto não exagere. Caso não se sinta bem, PARE imediatamente e converse com seu médico.

Quando fizer exercícios físicos, use roupas soltas e confortáveis e assegure-se de usar calçados que ofereçam o apoio adequado. Beba muita água antes, durante e depois da atividade física, mesmo que não sinta sede, e tenha à mão alguma guloseima leve para comer caso sinta uma queda brusca de energia. Finalmente, preste atenção à respiração quando estiver se exercitando. Tente evitar que a respiração fique acelerada e superficial. Você deve inspirar profundamente pelo nariz e expirar pela boca.

Para melhorar a saúde e a qualidade de vida, não é preciso frequentar a academia, nem correr em uma maratona; você só precisa de 30 minutos de atividade por dia. E não é necessário fazer os 30 minutos de uma vez — seu exercício físico pode ser distribuído ao longo do dia e incluir atividades como subir escadas, caminhar depressa e limpar a casa. Qualquer atividade conta. Você só precisa fazer 30 minutos por dia, o maior número de dias na semana. Se achar que não está completando esse tempo, encontre alternativas para atingir a meta: estacione o carro mais longe do local de trabalho, de modo que tenha de caminhar; use as escadas em vez do elevador; carregue as compras para casa; lave o carro; corte a grama. Com o tempo, essas pequenas mudanças podem ajudá-la a prevenir complicações de saúde e fazê-la sentir-se melhor.

O que quer que decida fazer, procure garantir o prazer. Estudos mostram que as pessoas que desistem da atividade física geralmente se punem fazendo atividades que não apreciam. Portanto, se você detesta correr ou nadar, não faça isso. Procure uma atividade física de que goste para que não desista. Não é preciso ser um exercício ou uma aula convencional — se você gosta de dançar, passear, andar a cavalo ou lutar boxe, inclua essas atividades em sua rotina de exercícios. Se deixar de se exercitar em um dia, não deixe que isso prejudique sua rotina de exercícios. Se você se exercitar durante 30 minutos, cinco vezes por semana, falhar um dia ou dois, de vez em quando, não vai desfazer o que você já fez de bom.

Meia hora por dia é um preço baixo a pagar em troca da saúde e do bem-estar. Realmente, não há desculpa. Reservar tempo para fazer uma atividade física pode retirar vários centímetros de sua cintura e acrescentar anos saudáveis e ativos a seu futuro.

Antes e depois de se exercitar

Uma sessão de exercícios deve ser iniciada por um período de aquecimento gradual. Nesse intervalo (de mais ou menos 5 a 10 minutos), deve-se primeiro alongar lentamente os músculos e então aumentar gradualmente o nível de atividade. Por exemplo, comece a caminhar devagar e depois aumente o ritmo. Também pode ser bom fazer um lanche leve 20 minutos antes de se exercitar, pois dessa forma o corpo será estimulado a queimar gordura, em vez de músculos, quando começar a se movimentar.

Ao fim dos exercícios, desacelere durante mais ou menos 5 a 10 minutos. Mais uma vez, alongue a musculatura e deixe o ritmo cardíaco diminuir gradualmente. Você pode usar os mesmos alongamentos do período de aquecimento.

Programa de exercícios sugerido

Caminhada

Caminhar é uma excelente atividade. Não é preciso qualquer conhecimento ou equipamento, pode ser feita a qualquer momento e é de graça! Melhor ainda, se feita regularmente e pelo tempo adequado, a caminhada pode ser tão benéfica quanto muitas das atividades mais rigorosas, como a corrida.

Para começar, faça 10 minutos de caminhada duas vezes por dia e aumente de forma gradual:

- Caminhe todo dia
- Caminhe por mais tempo
- Caminhe mais depressa
- Caminhe balançando os braços
- Caminhe subindo uma ou duas ladeiras suaves
- Suba ladeiras mais inclinadas

Estabeleça como meta caminhar rapidamente (balançando os braços) durante 30 minutos todos os dias. Essa caminhada deve incluir pelo menos uma ladeira razoavelmente inclinada. Note que você pode precisar de vários meses para chegar a isso, portanto não se apresse. Lembre-se, os exercícios são para toda a vida.

Natação

Para a maioria das pessoas, principalmente aquelas que estão muito obesas, nadar pode ser melhor que caminhar. Comece indo à piscina duas vezes por semana e nadando devagar durante 15 minutos. A seguir, aumente aos poucos a duração e o ritmo do exercício na água. Tenha como objetivo nadar mais ou menos 30 minutos por dia, ou 45 minutos duas vezes por semana.

Ciclismo/spinning, cama elástica ou corrida

Comece com uma rotina curta e fácil — de até 15 minutos por dia — e aumente-a até chegar a 30 minutos diários. Aumente o ritmo pouco a pouco, sem jamais se esforçar em excesso. Se for praticar corrida, invista em tênis para corrida que ofereçam o apoio adequado. Em todas essas atividades você também precisará de um bom sutiã esportivo. Quando se exercitar, mantenha a respiração regular e nunca fique ofegante a ponto de não conseguir conversar.

Exercícios de tonificação

Após incluir 30 minutos de atividade na sua rotina, você pode pensar também em fazer alguns exercícios de força, duas ou três vezes por semana, durante 10 a 15 minutos, pois quanto mais músculos você tiver, mais calorias queimará, e melhor será o equilíbrio do açúcar no sangue, mesmo quando não estiver se exercitando. Isso é especialmente importante quando se passa dos 40 anos, idade em que a média das mulheres perde mais ou menos 500g de músculo e ganha em torno de 800g de gordura corporal por ano. Infelizmente, a gordura tende a se localizar nos lugares mais desagradáveis: nas costas, na parte inferior do braço e na linha da cintura. Porém, exercícios de musculação bem escolhidos — levantar pesos, fazer ioga, pilates ou tai chi — podem trazer grandes benefícios. Se você não gostar de nada disso, carregue bolsas de compras, ponha as crianças no colo ou faça algumas abdominais e flexões enquanto vê televisão. Procure encontrar oportunidades de usar mais os músculos em sua vida diária.

Você também pode abrir espaço a cada dois dias para fazer os exercícios de tonificação descritos a seguir. Mesmo que não elimine completamente os pneuzinhos, você tonificará os músculos e evitará mais aumento de peso. Além disso, sentirá os benefícios em menos de um mês. Apenas lembre-se de fazer um aquecimento com alguns alongamentos suaves antes de começar.

Para tonificar o tórax

Infelizmente, a gravidez e/ou a lei da gravidade fazem os seios começarem a cair quando ficamos mais velhas. O uso de um sutiã bem ajustado é essencial para melhorar a silhueta, mas você também pode dar uma mãozinha se fortalecer os músculos do tórax, que sustentam os seios. Experimente este exercício:

Deite-se de costas, com os pés apoiados no chão e os braços dobrados a 90 graus. Segure em cada mão uma lata de conserva com mais ou menos 300g, ou um haltere leve. Levante os pesos até que eles estejam em frente ao peito. Em seguida, abaixe lentamente os pesos, com os cotovelos voltados para fora, tocando levemente o chão. Não encaixe os cotovelos. Faça quatro séries de dez repetições.

Para tonificar os glúteos

Essa área também mostra tendência a cair com o passar do tempo. Agachamentos suspenderão os glúteos e firmarão mais as coxas. Para fazer o agachamento, fique de pé com os pés separados, alinhados com os ombros. Dobre os joelhos e comece a sentar-se lentamente. Quando os quadris estiverem em frente aos joelhos, volte lentamente à posição vertical, mantendo as nádegas contraídas. Faça dois grupos de dez repetições.

Para tonificar os braços

Sente-se na ponta de uma cadeira e apoie as mãos no assento, com os dedos sobre a borda e os cotovelos voltados para trás. Levante o bumbum do assento e avance um passo para a frente. Com os pés separados, alinhados com os quadris, abaixe o bumbum, dobrando os cotovelos a 90 graus. Tente fazer vinte repetições.

Para tonificar o abdômen

Durante a menopausa, aumenta a tendência a acumular gordura na região do tronco, que se soma à perda de tônus muscular. As seguintes dicas ajudarão a corrigir e tonificar essa área.

A melhor maneira de queimar gordura em torno do abdômen é fazer exercícios aeróbicos regulares, como a caminhada acelerada, a natação, o ciclismo, a dança ou a corrida. Os exercícios aeróbicos são muito importantes porque, se realizados da forma correta, conseguem aumentar o metabolismo durante 24 horas ou mais. Isso significa que você terá menos probabilidade de acumular o excesso de calorias na forma de gordura na região abdominal. Além disso, é provável que nesse processo você queime o excesso de gordura do corpo.

É preciso combinar exercícios aeróbicos regulares e de tonificação, como a elevação abdominal e o exercício abdominal básico. Faça a elevação abdominal da seguinte forma:

- Fique de pé, com os pés separados a uma distância de 30cm, e apoie as mãos sobre as coxas.

- Inspire profundamente e depois exale todo o ar. Mantendo os pulmões vazios, puxe os músculos abdominais para dentro. Sustente a contração, contando até 10.
- Solte o abdômen, inspire e relaxe.
- Repita três vezes ao dia, com o estômago vazio.

Para o exercício abdominal básico:

- Deite-se de costas, com os joelhos dobrados e os pés apoiados no chão. Coloque as mãos atrás da cabeça, para dar apoio.
- Usando os músculos abdominais, levante os ombros do chão alguns centímetros, faça uma pausa curta e volte à posição inicial.
- Complete pelo menos um grupo de 10 a 12 repetições. Descanse durante um minuto após cada grupo de repetições.

Embora o abdominal básico seja o melhor exercício isolado para tonificar a parede abdominal, nem sempre ele deixa a barriga tão reta quanto gostaríamos. Para isso, você também precisa fazer o seguinte exercício:

- Deite-se sobre a barriga e coloque as mãos de cada lado do peito, como se fosse fazer uma flexão, porém com os cotovelos encaixados nos lados do corpo.
- Mantendo as costas perfeitamente retas, suba o corpo sobre o joelhos, de modo que todo o tronco fique fora do chão, apoiado nas mãos e no joelhos.
- Mantendo as costas retas, contraia o abdômen, puxando o umbigo para dentro o máximo possível,

como se quisesse encostá-lo na coluna. Procure manter a respiração normal e sustente essa posição durante 10 a 60 segundos.
- Relaxe, volte à posição inicial e repita duas vezes.

Dicas para uma barriga bem definida

Atenção à postura: A má postura, andar com as costas curvadas, pode fazer até um abdômen durinho parecer flácido. Manter boa postura não é ficar em posição de sentido, com o abdômen contraído e o peito estufado. É manter o corpo reto e o estômago firme, usando os músculos das costas e das pernas.

Coma morangos: Eles são uma delícia com poucas calorias, cheios de nutrientes como fibras, vitaminas, sais minerais e antioxidantes — todos eles essenciais para a perda de peso. Os morangos também têm um baixo índice glicêmico. Isso significa que produzem apenas uma pequena elevação na glicose do sangue, mantendo os níveis de insulina constantes e reduzindo a fome e a dilatação do abdômen entre as refeições, fatores fundamentais para controlar o peso e manter o abdômen reto.

Cuide do inchaço: Se o inchaço está fazendo seu abdômen parecer frouxo e se você se sentir pesada, veja as dicas no Capítulo 8, página 211.

Evite o álcool: Qualquer bebida alcoólica pode dilatar o estômago, por causar inchaço, e ter muitas calorias. Cada grama de álcool contém o mesmo número de calorias que 1g de manteiga e quase o dobro das calorias de 1g da maioria dos carboidratos e proteínas. Tal como outros alimentos muito calóricos, as bebidas alcoólicas aumentam o peso. Se não puder deixar de beber definitivamente, lembre-se de que os apreciadores de cerveja tendem a ter as mais altas razões cintura-quadril e os apreciadores de vinho têm as cinturas mais finas.

> **Dicas para uma barriga bem definida (cont.)**
>
> **Procure um *personal trainer*:** Se você precisa de um estímulo a mais, pode pedir ajuda a um *personal trainer*, dizendo-lhe que deseja concentrar-se na tonificação da área do abdômen. Não é preciso entrar num programa de exercícios semanal. Uma ou duas sessões devem bastar-lhe para aprender o básico. Um professor de educação física qualificado pode ajudá-la a atingir suas metas de saúde e condicionamento físico, em menos tempo do que se imagina. Se academias e *personal trainers* não lhe apetecem, compre um livro ou um vídeo com um bom aconselhamento sobre como tonificar a região abdominal.
>
> **Atenção no vestir:** Se você tem o abdômen flácido e deseja disfarçá-lo, cuide para que as roupas fiquem próximas do corpo, mas não sejam colantes, e que as blusas se apoiem nos ombros e no estômago, mas não embaixo dele.

Como não parar de se exercitar

Apenas um terço dos que começam um programa de exercícios físicos ainda continuam a praticá-lo ao final do primeiro ano. Porém o bom é que, com planejamento e estratégias, você pode continuar, adotando com sucesso um estilo de vida que incorpore a atividade física.

Encontre um colega de boa forma: Os estudos mostram que a fidelidade aos exercícios costuma ser maior se a família ou um amigo compartilha com você o compromisso de se exercitar. Encontre um colega de caminhada, jogue tênis com seu cônjuge ou saia para patinar com as crianças.

Comece um diário de sua atividade física: Essa é uma maneira excelente de registrar seu progresso e de alimentar a motivação. Não há nada melhor que o sentimento que se tem quando se lê sobre os próprios avanços. O diário dos exercícios pode assumir muitas formas: uma agenda para registrar os dias de atividade física; um diário em que você comente seus sentimentos e metas; um mapa dos exercícios mantido em computador ou comprado numa livraria. O segredo é escolher um relatório ou diário que atenda às suas necessidades e lhe dê o tipo de informação que você considera significativo.

Programe sua atividade física: Os exercícios devem ser considerados prioridade para que sejam incorporados a seu estilo de vida. Reserve tempo para se exercitar e anote essa atividade em seu diário.

Derrote a balança: Pergunte a si mesma: "Com que frequência o fato de subir na balança pela manhã estragou meu dia?" Se a resposta for "muitas vezes", pense se você deseja dar a esse pequeno aparelho um poder tão grande. O fato é que a atividade física não deve ser comandada por um número numa balança. Ela deve ser um compromisso assumido com a saúde e o bem-estar. A perda de peso é uma decorrência natural desse compromisso.

Vista-se a caráter: Use roupas confortáveis e adequadas aos exercícios. Elas a ajudarão a ter vontade de malhar. Se você frequenta uma academia, coloque o material de ginástica numa bolsa e deixe-a próxima à porta na noite anterior. Quando for hora de sair, você só precisará pegar a bolsa.

Divirta-se: Se você se exercita sozinha, pense em usar algum aparelho sonoro portátil para ouvir suas músicas favoritas ou a gravação de um livro durante os exercícios.

Muitos aparelhos de ginástica têm estandes para apoiar o material de leitura. Se você se exercita em casa, ouça uma música ou deixe a televisão dentro do seu ângulo de visão.

Mais dicas para continuar motivada

- Varie suas atividades e a rotina de exercícios para não ficar entediada. As tarefas da casa podem não ser divertidas, mas fazem você se mexer! Portanto, pratique jardinagem e leve o cachorro para passear.
- Se você não consegue reservar um período contínuo de tempo, faça atividades curtas durante o dia, como, por exemplo, três caminhadas de 10 minutos.
- Crie oportunidades de se exercitar: estacione o carro mais longe, use as escadas, em vez do elevador, ou atravesse o corredor para falar com um colega, em vez de enviar-lhe um e-mail.
- Não deixe que o tempo frio grude você no sofá! Sempre é possível encontrar atividades a realizar no inverno, como praticar os exercícios de um vídeo ou frequentar um clube. Ou comece mais cedo sua faxina de primavera, optando por atividades domésticas ativas como lavar as janelas ou reorganizar os guarda-roupas.
- Se você tem filhos, reserve tempo para brincar com eles ao ar livre. Dê um exemplo positivo e ativo!
- Leia livros ou revistas sobre o condicionamento físico que lhe sirvam de inspiração.
- Não faça da atividade física uma opção. Pense nos exercícios como algo que você faz sem questionamento, como escovar os dentes ou trabalhar.

Torne sua dieta à prova de estresse

Você apela para alimentos doces ou gordurosos quando se sente tensa, deprimida, cansada, triste, zangada, culpada ou solitária? Nesse caso, você precisa encontrar maneiras de tornar sua dieta à prova de estresse, para aqueles momentos em que sabe que está vulnerável a comer para compensar frustrações.

Uma das melhores maneiras de tornar a dieta à prova de estresse é o planejamento antecipado. Todos os dias, planeje a alimentação do dia seguinte. Procure garantir que cada refeição tenha um bom equilíbrio de carboidratos, proteínas e gorduras, para se sentir alimentada por mais tempo e com menos propensão a desejar guloseimas doces. Você também deve planejar lanches que mantenham estáveis os níveis de açúcar no sangue, de modo a não ser tentada a comer fora de hora. Programe um lanche para o meio da manhã, mais ou menos três horas depois do desjejum, preferencialmente com uma fonte de proteína como um iogurte e uma fruta. No meio da tarde, mais ou menos três horas depois do almoço, faça um lanche que inclua proteína e carboidrato e seja pobre em gorduras. Como exemplo, sugerimos uma sopa com cream-crackers, queijo cottage e frutas, ou iogurte semidesnatado e frutas. Jante uma refeição leve e coma algo antes de dormir, para evitar incursões noturnas à geladeira. Sem planejamento, você fica vulnerável a comer demais, principalmente entre as três da tarde e a meia-noite.

O planejamento prévio não precisa se tornar outra fonte de estresse. Faça listas de compras com alimentos saudáveis; mantenha alimentos nutritivos na mesa de trabalho e na despensa de casa; busque opções de restaurantes que sirvam comida saudável perto de casa, onde você possa levar os amigos.

Às vezes, porém, por mais que você planeje, as coisas podem mudar. É preciso ter a capacidade de adaptar sua rotina alimentar ao ritmo acelerado da nossa sociedade. Mantenha a cozinha bem equipada com alimentos de emergência como sopas, feijões, vegetais enlatados e refeições congeladas com baixo teor de gordura. As frutas frescas e os legumes são uma boa opção para beliscar quando sentir fome. Se a sua rotina for quebrada, por exemplo, pelo cancelamento de um voo ou a visita a um amigo hospitalizado, alimente-se de frutas, iogurte e sanduíches preparados na hora em vez de comer uma alternativa rica em gorduras.

Se a despensa e a geladeira estiverem cheias de lanchinhos doces, jogue-os fora e substitua-os por frutas, nozes e amêndoas, sementes e lanches mais saudáveis. Carboidratos açucarados como bolos, chocolate, biscoitinhos, doces e tortas são os alimentos que sempre queremos comer porque eles lançam uma boa carga de açúcar no sangue, fornecendo energia instantânea. No entanto, esse aumento de energia tem pouca duração e leva a uma produção excessiva de insulina, seguida de uma queda da taxa de glicose no sangue, o que nos deixa cansadas e desejando comer novamente aquele tipo de alimento.

Também pode ser útil manter um diário da alimentação. Anotar tudo o que você come e bebe não é o mesmo que contar calorias, é uma questão de percepção. Um diário alimentar pode ajudá-la a identificar as situações e os alimentos que a fazem comer para compensar frustrações. Uma vez que você esteja consciente dessas coisas, poderá começar a lidar com elas. Por exemplo, se você gosta de comer enquanto vê televisão, tente fazer tricô, beber um copo d'água, pedalar a bicicleta ergométrica ou escrever cartões para os amigos em vez de comer. Se esses desejos são disparados pelo fato de estar na cozinha, saia para caminhar ou faça um pouco de jardinagem. Se você sair para fazer compras, evite os cafés e restaurantes. Em festas, fique longe da mesa do bufê e use a energia para conhecer pessoas. Você também pode encontrar maneiras de lidar com os gatilhos emocionais. Antes de pegar uma guloseima, pergunte a si mesma: "Estou com fome de comida ou de descontração, de amor, de atenção?" Caso a segunda opção seja verdadeira, crie amor, bom humor e equilíbrio em sua vida diária.

Finalmente, não se preocupe se de vez em quando sentir necessidade de sair da dieta. Comer ocasionalmente um doce, bolo, chocolate ou fatia de pão branco não vai fazer mal. Essas guloseimas às vezes podem deixá-la mais feliz. Uma ou duas taças de vinho podem ser exatamente aquilo de que precisa. Portanto, vá em frente e aproveite. Lembre-se: com moderação, tudo é bom; apenas não adquira o hábito de fazer do álcool a única maneira de relaxar. O mesmo se aplica ao chá, café e chocolate: desde que você esteja se alimentando bem diariamente, não chega a ser terrível comer algo não muito saudável de vez em quando. Contudo, se fizer isso regularmente porque seus dias são difíceis, além de repensar a dieta você precisará repensar sua vida.

Distúrbios alimentares na meia-idade

Geralmente pensamos que os distúrbios alimentares como anorexia, bulimia e compulsão fazem parte apenas da realidade das adolescentes. Porém, nos últimos anos, um número cada vez maior de mulheres de meia-idade tem apresentado problemas semelhantes. As pesquisas mostram que esses comportamentos alimentares pouco saudáveis não são causados apenas pela preocupação com a aparência, como no caso das mulheres mais jovens, mas pela depressão, ansiedade, perfeccionismo, sintomas da menopausa e, principalmente, pelas dietas. É isso mesmo — até pelas dietas rápidas. Isso ocorre porque começamos uma dieta achando que vamos ficar fiéis a ela até alcançarmos um objetivo determinado para depois abandoná-la. Essa mentalidade de fazer dieta de forma intermitente estimula as obsessões, promove a ansiedade e a depressão, precipita o hábito de comer compulsivamente e garante o fracasso.

A solução, portanto, é não tornar a fazer dieta. Em vez disso, você precisa aprender a pensar de uma maneira completamente nova sobre comida, peso, seu corpo e você mesma, porque os distúrbios alimentares começam por um pensamento, em geral errôneo, de que "Se eu conseguir perder pelo menos 10kg, minha vida vai ser maravilhosa", ou "Quando vejo comida não consigo me controlar", ou ainda "Agora que já extrapolei, posso muito bem comer o que quiser pelo resto do dia".

Por que isso acontece? Porque em nossos dias a mulher de meia-idade costuma enfrentar uma carga imensa de tensão, lutando para criar os filhos, trabalhar em tempo integral, cuidar dos pais idosos, manter um relacionamento e lidar com os sinais físicos de envelhecimento. Muitas mulheres se voltam para comportamentos alimentares pouco saudáveis como forma de aliviar a ansiedade e a tensão e de evitar encarar alguns dos problemas mais difíceis da vida. Assim, por exemplo, uma mulher pode fazer uma dieta rigorosa para perder 10kg numa tentativa de revitalizar um casamento em crise.

Padrões desordenados de alimentação também podem ser uma forma de lidar com a vida em geral. Se ela estiver caótica, seguir uma dieta muito restritiva pode fazê-la sentir que controla sua vida. Se você estiver ansiosa ou deprimida, comer compulsivamente pode funcionar como autocompensação. Se as emoções estiverem reprimidas, vomitar pode ser uma forma de exprimir a raiva e a frustração.

Felizmente, os distúrbios alimentares da meia-idade têm tratamento. Ao identificar e substituir — com a ajuda de um médico ou terapeuta — os pensamentos doentios que provocam comportamentos doentios, é possível recuperar o controle dos hábitos alimentares. Dessa forma, se comer refeições regulares e saudáveis e aprender a aliviar a ansiedade, a depressão e o perfeccionismo que provocam os maus hábitos alimentares, você poderá restabelecer um relacionamento saudável com a comida e com o próprio corpo.

Se você estabeleceu um relacionamento pouco saudável com a comida, é importante buscar ajuda e apoio para reduzir os sérios riscos à saúde associados com uma dieta inadequada. O médico poderá indicar-lhe um nutricionista ou ajudá-la a encontrar um orientador ou terapeuta comportamental especializado em problemas alimentares. Se você preferir cuidar disso sozinha, também poderá buscar ajuda em organizações e centros especializados em distúrbios alimentares.

Como moderar o apetite e comer menos

Aprender a moderar o apetite é uma forma poderosa de tornar sua dieta à prova de estresse e ajudar a perder peso. A Dieta da Menopausa e as orientações para desintoxicação — principalmente a estratégia de comer pouco e com frequência — irão ajudá-la a vencer a compulsão por comida. Contudo, você também pode usar algumas estratégias psicológicas, emocionais e de bom senso para mudar completamente a sua abordagem alimentar. Essas estratégias podem regular o apetite de forma efetiva e eficaz, pelo resto da vida.

Sabemos que não é uma boa ideia comprar comida quando estamos com fome, já que isso nos estimula a abusar de alimentos ricos em calorias, doces ou gordurosos. Portanto, aqui estão algumas estratégias menos óbvias que podem ajudá-la a controlar o apetite, ao invés de ser controlada por ele.

Coma devagar

Essa estratégia parece simples, porém é mais difícil do que você pensa. Nos dias de hoje, o mais comum é comermos rápido ou nos contentarmos com um lanche, mas se você fizer as refeições com calma, mastigar os alimentos e sentir o sabor do que está comendo, é menos provável que coma demais. Experimente fazer isso e verá que funciona. Descanse os talheres depois de cada garfada e mastigue a comida devagar. Se achar que precisa comer mais, espere 10 ou 15 minutos para ver se ainda está com fome. O cérebro leva mais ou menos 20 minutos para registrar os sinais de saciedade enviados pelo estômago. Se você comer devagar, o cérebro terá o tempo necessário para lhe dizer que você não precisa mais de sobremesa.

Também faça as compras e a preparação da comida com calma, e transforme do ato de comer numa ocasião especial. Jamais coma em pé ou em movimento. Sente-se para fazer as refeições, desligue a televisão e o rádio e vá com calma. Desfrute a conversação com as pessoas amadas enquanto come. Se você vive sozinha, ouça uma música agradável. Se nunca tem tempo para cozinhar ou se sentar para uma refeição, definitivamente está na hora de rever suas prioridades. Você é aquilo que come. Se tiver tempo para pensar sobre o que está comendo e se comer bem, terá mais energia física e mental. Sua aparência será melhor, você se sentirá bem e será capaz de lidar mais facilmente com os desafios da vida. O que pode ser mais importante do que isso?

Tenha uma boa noite de sono

Dormir bem é importante, pois a falta de sono prejudica os hormônios, precipitando alterações no metabolismo e impedindo que você processe os alimentos da melhor maneira possível. Pensa-se que a falta de sono está associada a níveis mais elevados de cortisol, o que pode desequilibrar o metabolismo. Outros estudos mostraram que a privação de sono pode ter um efeito negativo sobre o metabolismo dos carboidratos e a função endócrina, reduzindo a tolerância à glicose. A consequência é uma maior dificuldade para converter os carboidratos em energia e facilidade para armazenar as gorduras e açúcares na forma de peso indesejável.

Outras pesquisas estabeleceram uma relação entre a falta de sono e o aumento do apetite, principalmente porque o cortisol é importante no controle do apetite. Pesquisadores do Columbia University Medical Center, em Nova York, descobriram que indivíduos com baixo nível do hormônio leptina têm dificuldade para manter o peso alcançado depois de uma dieta. A leptina é produzida durante o sono, o que indica que aqueles que trabalham em turnos ou que têm outros padrões de sono anormais podem enfrentar um risco maior de obesidade.

Não jante tarde

Procure terminar de jantar até as 8h da noite. Depois do anoitecer, o metabolismo naturalmente se reduz. O jantar é a refeição em que o corpo menos precisa de alimento. Se você chega tarde em casa, não jante. Em vez disso, faça um lanche leve, por exemplo, uma tigela de sopa ou um iogurte desnatado com frutas.

Os estudos mostram que quanto mais comemos durante a manhã, menos iremos comer no final do dia e mais oportunidade teremos de queimar as calorias consumidas no início do dia.

Escolha seu local de refeições

É importante que você determine um local onde fazer as refeições, tal como a cozinha ou a mesa de jantar. As pesquisas mostram que se aprendermos a sempre fazer as refeições no mesmo lugar, teremos menos probabilidade de comer rápido. Passamos a associar àquele local o ato de comer em casa.

Uma vez tendo designado seu local de refeições, procure colocar a mesa e a cadeira na parte mais aquecida do cômodo, talvez em um lugar banhado pelo sol. As pesquisas mostram que quanto mais aquecidos nos sentimos, menos agudo é o apetite.

Não se instale com muito conforto. É importante escolher uma cadeira que não seja muito confortável. Dessa forma, você passará menos tempo sentada, comendo, e será menos tentada a repetir os pratos. É claro que se houver pessoas da família ou convidados, à mesa eles devem se sentar em cadeiras normais, mas você não.

Quer você coma na cozinha, ou na sala de jantar, pinte o local de uma cor que normalmente não escolheria. As pesquisas mostram que os ambientes com cores e decoração acolhedoras fazem com que tenhamos vontade de passar mais tempo ali, relaxando. Passar mais tempo na cozinha ou na sala de jantar equivale a comer mais.

Escolha o prato cuidadosamente

Segundo pesquisas, comer em pratos de um tom médio de azul reduz o apetite. Além disso, evite comer em pratos de tamanho normal, preferindo os de sobremesa. Os pratos menores são visualmente enganadores, dando-nos a impressão de estarmos comendo uma porção maior. Os olhos se habituam ao prato e à porção menor, em vez de despertarem o desejo de nos servirmos de porções maiores.

Mude seus hábitos

Pequenas mudanças podem resultar numa grande perda de peso. Pense em uma de suas semanas típicas e localize três coisas que poderia fazer de outra maneira para perder peso. Por exemplo: troque a xícara grande de café com leite por uma menor; coma alguns salgadinhos, em vez de o saco inteiro; antes de uma refeição, coma um punhado de nozes, no lugar do pão.

Beba mais

Beber um copo de água antes de comer pode ajudar a perder peso, porque você se sente menos faminta. A água ajuda a lavar as toxinas e os resíduos, mas também é muito importante na perda de peso, já que precisa estar presente para que as gorduras sejam degradadas. Ela também tem um impacto direto sobre a energia — muitas vezes comemos algo doce quando o que realmente precisamos é reidratar o corpo.

Diz-se que beber quatro xícaras de chá verde por dia ajuda a perder peso. Estudos da American Society for Clinical Nutrition descobriram que o catecol, um dos componentes do chá verde, aumenta o metabolismo e reduz em até 30 por cento a quantidade de gordura absorvida pelo corpo. O chá verde é rico em antioxidantes naturais que combatem os efeitos prejudiciais dos radicais livres. Entre esses antioxidantes estão a vitamina B5, que desempenha papel fundamental no metabolismo do corpo, e as vitaminas B1 e B2, que são essenciais na extração da energia dos alimentos.

Tome sopa

Tomar uma tigela de sopa pode ajudar a perder peso. Os pesquisadores da Universidade Johns Hopkins, em Baltimore, nos Estados Unidos, descobriram que quem opta por tomar uma sopa como entrada consome nos pratos principais 25 por cento menos gordura que aqueles que preferem uma entrada com alto teor de gordura.

Use a menta

Foi demonstrado que o apetite diminui se ingerirmos algo com sabor mentolado como o chá verde durante as refeições, ou entre elas. Além disso, quando sentimos vontade de comer porque estamos entediados, escovar os dentes com uma pasta sabor hortelã pode ajudar a interromper o apetite. E para matar o desejo de comer doce como sobremesa, encerre a refeição com um chá ou uma bala de hortelã, ou mesmo uma goma de mascar.

Se ligue

Antes de apelar para uma guloseima compensatória, ligue o aparelho de som ou o iPod e toque sua música favorita para elevar o moral. Foi demonstrado que o simples fato de ouvir alguns minutos de música alegre nos distrai da reação de fome. Dar uma caminhada pode ter o mesmo efeito.

Seja a própria musa

Pendure na parede uma fotografia sua, do tempo em que era feliz e tinha o peso saudável. A porta da geladeira é o melhor lugar. Toda vez que você abri-la, pensará no tamanho e na forma que pode ter, o que servirá de lembrete para não atacar a geladeira. Se a lata de biscoitos é seu maior inimigo, pregue uma foto na tampa dela.

Telefone para alguém

Ocasionalmente podemos precisar de ajuda para controlar o apetite. Você pode pedir o apoio de uma amiga como recurso nas crises, combinando telefonar-lhe quando estiver a ponto de comer para compensar algo. Ou você pode telefonar quando sentir a tentação de buscar um alimento de que realmente não precisa. Uma conversa agradável já se mostrou eficiente em confortar nervos desgastados capazes de nos levar a comer em excesso.

Acaricie um animal de estimação ou abrace a pessoa amada

Já foi demonstrado que isso nos reconforta, e quem se sente confortado e amado tem menos necessidade de comer. Portanto, use as carícias em seu bichinho de estimação ou dê abraços em alguém que ame para afastar a tentação de comer quando não tem real necessidade de fazê-lo.

Cheire uma banana, maçã ou bala de hortelã

Talvez você se sinta um tanto tola, mas esse recurso funciona. O médico Alan R. Hirsch, diretor de neurologia da Smell & Taste Treatment and Research Foundation, em Chicago, experimentou esse recurso em 3 mil voluntários e descobriu que, quanto maior a frequência com que as pessoas cheiravam esses produtos, menos fome elas sentiam e mais peso perdiam — uma média de 15kg por pessoa. Uma teoria afirma que cheirar os alimentos convence o cérebro de que você na verdade os está ingerindo.

Por que não experimentar um creme para as mãos feito com manteiga de cacau? Quando tiver desejo de comer chocolate ou doces, cheire seu creme ao passá-lo nas mãos. Com isso, matará dois coelhos com uma cajadada só: ficará com a pele mais macia e comerá menos bobagens. Foi demonstrado que estimular os sentidos com um odor delicioso como baunilha ou hortelã interrompe o desejo por comida.

Experimente a acupuntura

Aplicada corretamente, a acupuntura remove a sensação de fome por provocar a liberação dos hormônios do prazer, as endorfinas, que são estimuladas pelos alimentos. Como a acupuntura opera de maneira similar aos alimentos, o estômago não sente falta deles, então não sentimos fome. Além disso, os especialistas em acupuntura afirmam que o efeito se prolonga mesmo depois que as sessões da técnica são encerradas.

Sirva o jantar como em um restaurante

Experimente servir a comida no prato, como nos restaurantes, em vez de levar à mesa tigelas e travessas como se faz em casa. Quando o prato fica vazio, a refeição chegou ao fim e não há como repetir.

Olhe-se no espelho

Pendure um espelho em frente a seu lugar na mesa. Constatou-se que comer diante do espelho reduz em pelo menos um terço a quantidade do que as pessoas ingerem. Aparentemente, olhar-se nos olhos traz à tona alguns dos padrões e metas pessoais e nos lembra por que estamos tentando perder peso.

Prepare uma tábua de vegetais

Uma pesquisa da Pennsylvania State University descobriu que comer alimentos ricos em água como abobrinha, tomate e pepino durante as refeições reduz o consumo global de calorias. Outros alimentos ricos em água são as sopas e as folhas verdes.

Use legumes e verduras para dar volume às refeições. Você pode comer duas vezes mais salada de macarrão com vegetais como brócolis, cenouras e tomates e ingerir as mesmas calorias contidas em uma porção de salada de macarrão apenas com maionese. O mesmo se aplica aos refogados.

Tome café simples

As receitas sofisticadas de café encontradas nas cafeterias da moda em geral têm centenas de calorias por incluírem leite integral, creme, açúcar e xaropes. Uma xícara de café com leite desnatado contém uma fração mínima dessas calorias. E quando preparado com grãos de boa qualidade, o sabor é igualmente delicioso.

Coma cereais no café da manhã

Estudos mostraram que comer cereal todos os dias no café da manhã diminui significativamente a probabilidade de sofrer de diabetes e obesidade. O indivíduo também consome mais fibras e cálcio e menos gordura que aqueles que comem outros alimentos no desjejum. É claro que não estamos falando de consumir flocos de cereais muito calóricos. Em vez disso, prefira um cereal rico em fibras e com pouco açúcar, como um mingau de aveia.

Faça a maioria das refeições em casa

Você provavelmente comerá mais — e alimentos mais ricos em gordura e calorias — se fizer refeições fora de casa. Hoje os restaurantes servem porções tão grandes que muitos aumentaram o tamanho dos pratos, e também o das mesas que irão acomodá-los!

Suba e desça escadas

Sempre que tiver fome, suba e desça escadas. Fazer isso durante 10 minutos por dia pode ajudá-la a perder até 5kg em um ano (desde que você esteja ingerindo alimentos saudáveis), de acordo com o Center for Disease Control.

Faça uma caminhada antes do jantar

Você estará fazendo mais do que queimar calorias — estará reduzindo o apetite. Em um estudo realizado pela Universidade de Glasgow com dez mulheres obesas, 20 minutos de caminhada reduziram o apetite e aumentaram a sensação de saciedade com a mesma eficácia de uma refeição leve.

Faça faxina

Uma vez por semana, lave algo com afinco: o piso, algumas janelas, o boxe do chuveiro, os azulejos do banheiro ou o carro. Se uma pessoa com 75kg puser as luvas e fizer uma faxina, queimará mais ou menos quatro calorias para cada minuto de atividade. Esfregue um piso durante 30 minutos e você queimará aproximadamente 120 calorias, o que corresponde a meia xícara de sorvete de iogurte com sabor de baunilha.

Coma amêndoas

Troque uma guloseima doce por um punhado de amêndoas. Um estudo do City of Hope National Medical Center descobriu que indivíduos com sobrepeso que utilizam uma dieta moderada em gorduras, mas que inclua amêndoas, perderam mais peso que um grupo de controle que não comia tais sementes

Faça um programa ativo por semana

Deixe de lado os ingressos para o cinema e opte por contemplar a vista de um parque próximo de casa. Você não somente ficará sentada menos tempo, mas também economizará calorias por não comer aquele balde de pipocas. Você também pode planejar uma partida de tênis, se inscrever numa caminhada pela natureza ou pela cidade (procure no jornal de sua região), sair para pedalar numa ciclovia ou entrar para algum time de qualquer esporte.

Assista a uma hora a menos de televisão

Um estudo realizado com 76 estudantes universitários descobriu que quanto mais televisão eles assistiam, mais vezes comiam e mais alimentos ingeriam. Sacrifique um programa de televisão e saia para caminhar. Você terá mais tempo livre para terminar uma tarefa ou conviver mais com as pessoa que ama.

Peça o molho em separado

Espete com o garfo — o molho, não a salada. A pequena quantidade de molho que fica aderida aos dentes do garfo é mais que suficiente para a garfada de salada que você vai pegar.

Peça uma taça de vinho, em vez de uma garrafa

Dessa forma você poderá avaliar melhor quanto álcool está consumindo. Beber moderadamente pode fazer bem à saúde, mas as bebidas alcoólicas têm muitas calorias.

Beije

Dê um beijo apaixonado em seu parceiro dez vezes ao dia. De acordo com o relatório Kinsey Institute New Report on Sex, de 1991, um beijo apaixonado queima 6,4 calorias por minuto. Dez minutos de beijos por dia correspondem a mais ou menos 23 mil calorias — ou 4kg — por ano!

O que você nunca soube que pode aumentar seu peso

Febre do feno* ou alergias

Muitos alérgicos descobrem que os anti-histamínicos aumentam o apetite. E não é só isso: os indivíduos com febre do feno também costumam acordar centenas de vezes durante a noite, problema conhecido como "microdespertar", o que os faz se sentirem exaustos e mais predispostos a buscar lanchinhos compensatórios para obter energia.

E-mails

Você é culpada por enviar e-mails para os colegas em vez de ir até eles e falar pessoalmente? Nesse caso, é provável que ganhe 1kg por ano.

Adoçantes artificiais

Existem provas de que os adoçantes artificiais podem iludir a habilidade natural do corpo de monitorar a ingestão de calorias, portanto tenha isso em mente se começar a abusar deles. Faça tudo com moderação!

---

* Reação alérgica ao pólen de algumas plantas. (*N. da E.*)

Além disso, bebidas com alto teor de frutose podem limitar a ação dos compostos químicos corporais que regulam o apetite. Portanto é melhor comer frutas ao natural e optar por beber chás de ervas.

Excesso de alimentos com baixo teor de gorduras

Grande parte dos alimentos denominados light ou de baixo teor de gorduras têm poucos carboidratos e gorduras, mas geralmente contêm muito açúcar e calorias e poucos nutrientes. As exceções são o iogurte, os queijos e leite desnatados, que fornecem alguns nutrientes importantes.

Ansiedade

As doenças crônicas aumentam os níveis de cortisol. O alto nível desse hormônio de cortisol está associado à resistência à insulina e o aumento da gordura abdominal — uma excelente razão para marcar aquela massagem relaxante!

Dispensar uma refeição

Toda vez que comemos, a taxa metabólica aumenta em 20 ou 30 por cento durante as duas horas seguintes, mas se você deixar de fazer uma refeição, isso não acontecerá. O maior problema é dispensar o café da manhã — a taxa metabólica fica 5 por cento mais baixa durante a noite e permanece neste nível até a próxima refeição.

Sobrecarga tóxica

Você está cuidando do seu fígado? O fígado é o principal órgão responsável pela queima de gorduras no corpo, mas se ele estiver sobrecarregado de toxinas como o álcool, ficará ocupado demais para processar as gorduras com eficácia. Portanto, reduza o consumo de bebidas alcoólicas, açúcar refinado e gordura saturada.

Saladas de fast food

As saladas de fast food podem ter mais calorias que um hambúrguer. Uma salada Caesar com frango e molho do McDonald's tem 452 calorias, enquanto o sanduíche McChicken tem 375 calorias. Se você quiser comer em fast food de vez em quando, vale a pena pesquisar esses dados.

Seu aniversário

Já foi sugerido que as crianças nascidas no inverno têm mais propensão à obesidade que as nascidas no verão. A lógica por trás dessa teoria é um pouco obscura e inconclusiva, mas a ideia é que os bebês hibernais têm taxas metabólicas mais baixas.

Assistir televisão

Se isso não afastar você da telinha, nada o fará. Os especialistas da Tulane University, nos Estados Unidos, descobriram que enquanto assistimos televisão o ritmo cardíaco, a pressão arterial e a taxa metabólica diminuem tanto que passamos a queimar, por hora, de 20 a 30 calorias a menos do que quando simplesmente nos sentamos sem fazer nada.

Pães escuros

Fique sabendo: a maioria dos pães escuros é tão refinada quanto um pão branco. Prefira os pães de farinha integral ou os com sementes, porque são de digestão mais lenta e não causam um pico de insulina.

Suas papilas gustativas

Pessoas que têm um número relativamente pequeno de papilas gustativas tendem a consumir alimentos ricos em açúcar e gorduras, porque são as papilas que nos dizem quanto desses alimentos ingerimos. Se isso lhe parecer familiar, reduza os alimentos que despertam em você a vontade de comer mais!

Excesso de horas extras

A fadiga interfere em nossa habilidade de processar carboidratos e reduz a taxa metabólica. Portanto tenha o cuidado de ir para a cama num horário razoável.

Problemas de tireoide e ovários policísticos

A disfunção da tireoide pode causar uma taxa metabólica mais baixa, dificultando muito a perda de peso. Se você está sempre cansada, aumentando de peso e sentindo agudamente o frio, sua tireoide pode estar preguiçosa, o que por sua vez reduz o metabolismo. A forma de combater esse problema é consultar um médico. Também pode ser interessante pedi-lo que verifique se você tem síndrome de ovários policísticos (SOP), que pode dificultar a perda de peso. Os sintomas comuns da SOP são menstruação irregular, excesso de pelos e aumento de peso.

Fazer companhia

Quando estamos muito apaixonados, a última coisa em que pensamos é na medida da cintura. Aliás, nem devemos pensar nela nesses momentos, mas compartilhar cada pequena coisa também não é a maneira certa de agir. Uma questão relevante é o tamanho das porções. Só porque você vive com alguém, não é preciso fazer-lhe companhia em todas as garfadas.

Tenha a atitude certa

Pense em uma mudança duradoura de estilo de vida, em vez de uma solução rápida, e você terá mais chance de sucesso na perda de peso. Além disso, não acredite que seja preciso confiar na balança para estabelecer uma meta. Encontre outras formas de avaliar o sucesso, como precisar de roupas de tamanho menor ou melhorar o nível de energia. Se você escolher o peso como referência, admita uma oscilação de 2,5kg, já que manter um peso constante não é uma ideia realista.

Os estudos mostram que uma atitude positiva, otimista sobre sua capacidade de perder peso aumenta as chances de sucesso. A atitude correta também implica estar à vontade com uma perda lenta e gradual. Se você estiver emagrecendo mais de 1kg por semana, provavelmente estará perdendo músculos e água, e quanto mais músculos você perder, mais lenta será a queima de calorias.

Acima de tudo, tente não ficar estressada com a ideia de perder peso. Em vez disso, use sua energia para se motivar a comer de forma saudável e fazer exercícios regulares, não somente durante algumas semanas, mas pelo resto da vida. Se você seguir a Dieta da Menopausa e as orientações sobre desintoxicação e focar em sentir-se em forma e saudável, a consequência será a perda natural de peso — aliada a uma redução dos sintomas, à medida que se aproxima a menopausa.

7. Tudo sobre suplementos

Se você já está seguindo as orientações da Dieta da Menopausa, deve estar ingerindo todos os nutrientes necessários para equilibrar seus hormônios e perder peso. Contudo, como durante a menopausa alguns nutrientes são essenciais, tomar suplementos pode ser extremamente benéfico.

À medida que envelhecemos, passamos a absorver menos nutrientes que antes. Para proteger o coração, os ossos e a saúde nos anos que precedem a menopausa, não podemos nos permitir sofrer uma deficiência de nutrientes. Portanto, além da Dieta da Menopausa e dos hábitos de desintoxicação, pode ser interessante tomar diariamente um suplemento de vitaminas e minerais que contenha:

- As vitaminas A, D, E, C, B1, B2, B3, B5, B6, B12
- Ácido fólico
- Cálcio
- Magnésio
- Ferro

- Zinco
- Cromo
- Selênio
- Manganês
- Boro

Para atender às suas necessidades, talvez seja necessário tomar dois comprimidos ou mais por dia. A vitamina C, o cálcio e o magnésio são volumosos, portanto é possível que precisem ser tomados em separado.

Lembre-se de que embora os suplementos sejam uma boa política de segurança, eles nunca devem substituir a alimentação saudável, porque não oferecem os mesmos efeitos benéficos. O alimento contém uma variedade de elementos diferentes, como a fibra, a água e outros nutrientes que simplesmente não podem estar contidos em cápsulas secas ou em pó.

Suplementos nutricionais

A base do seu programa de suplementação deve ser um polivitamínico e polimineral de boa qualidade, para garantir que você receba os nutrientes adequados para o equilíbrio hormonal e a saúde óssea. Se você achar que precisa de uma forcinha a mais, pode adicionar outros suplementos que sabidamente têm resultados positivos em relação à menopausa. (Para recomendações de suplementos adequados a sintomas específicos da menopausa, ver o Capítulo 8.)

Tenha o cuidado de comprar suplementos de empresas conceituadas, que cuidem do controle de qualidade e que possam fornecer uma análise independente dos produtos, se solicitadas a fazê-lo. A partir de agora você deve tomar o suplemento de vitaminas e minerais todos os dias, mas isso não se aplica necessariamente a todos os suplementos relacionados a seguir. Para melhores resultados, tome-os por um período curto, por exemplo, três ou quatro meses. Depois disso, avalie a melhoria em sua saúde e ajuste o programa de suplementação de acordo com ela.

> **Aviso**
>
> Alguns suplementos, como a vitamina A, podem ser tóxicos se tomados em excesso, portanto é importante consultar um nutricionista, bioquímico e/ou médico para ter certeza de que as dosagens estão corretas. Caso você já faça uso de alguma medicação, tenha pressão alta, resistência à insulina, esteja grávida ou pretenda ficar, consulte um médico antes de tomar qualquer tipo de suplemento. Se estiver pensando em usar ervas medicinais, assegure-se de conversar com seu médico a respeito e de consultar um fitoterapeuta treinado.

Suplementos de A a Z

Ácidos graxos essenciais (AGEs)

Pele seca, unhas quebradiças, cabelos sem brilho, depressão, dor nas articulações, falta de energia, problemas de peso, perda de memória, ressecamento vaginal e dores nos seios são sintomas de menopausa e também de deficiência de ácidos graxos essenciais. Alguns de seus componentes podem proteger contra doenças cardiovasculares, porque acredita-se que eles aumentam o colesterol HDL, o "bom" colesterol, enquanto diminuem os níveis de triglicerídeos e a pressão arterial. É por essa razão que tomar suplementos de ácidos graxos essenciais durante a menopausa pode ajudar a reduzir muitos sintomas. Além de fazer o possível para ter uma alimentação rica em ácidos graxos essenciais, encontrados em peixes gordurosos, nozes, amêndoas e sementes, tome de 1 a 2 colheres de sopa de óleo de peixe extraído a frio, que provê ômega 3. Se você for vegetariana e preferir não fazer uso desse óleo, os de linhaça e de cânhamo são bons substitutos.

Antioxidantes

Se você tiver adotado uma dieta saudável e o uso de suplemento de vitaminas e minerais, não terá a necessidade de tomar mais antioxidantes, a menos que seja orientada a fazê-lo por seu médico ou nutricionista. Os antioxidantes são abundantes nas frutas, legumes, verduras e grãos, portanto tenha o cuidado de incluir muitos desses alimentos em sua dieta. Porém, se você se exercita muito ou é submetida a muito estresse ou a poluentes químicos, pode ser interessante incluir um complexo antioxidante em seu programa de suplementação.

Boro

Um estudo publicado em 1993 no British Journal of Nutrition mostrou que aumentar a ingestão do mineral boro na alimentação, de 0,25mg diários para 3,25mg diários, eleva o nível de estradiol (uma forma do estrogênio) em mulheres na pós-menopausa, ao mesmo tempo que diminui a quantidade de cálcio eliminada por meio da urina, o que implica em menor risco de osteoporose. Os estudos realizados pelo Departamento de Agricultura dos Estados Unidos encontraram benefícios similares em uma dieta rica em boro (3mg por dia). Portanto, assegure-se de que seu suplemento de vitaminas e minerais contenha boro suficiente. Há 2mg de boro em cada 100g de amêndoas, ameixas secas ou passas. O aspargo, o repolho, o figo, o pêssego e o morango também são boas fontes desse mineral.

Cálcio

Esse mineral ajuda a evitar a osteoporose e também melhora o equilíbrio do açúcar no sangue. Estudos recentes mostram que uma quantidade adicional de cálcio pode ajudar na perda de peso. A Academia Nacional de Ciências do Reino Unido considera adequada para mulheres entre 35 e 50 anos a ingestão de 1.000mg de cálcio por dia, e para mulheres com mais de 50 anos, a ingestão de 1.200mg de cálcio diária. A maioria dos especialistas concorda que o melhor é obter todo esse cálcio da alimentação, mas algumas mulheres — principalmente as *vegans* — podem precisar de um suplemento para alcançar esses níveis. Se esse for o seu caso, converse com seu médico sobre o uso de um suplemento de cálcio. Entre as boas fontes de cálcio temos os laticínios com baixo teor de gordura, castanha-do-pará, amêndoa, gergelim, salmão com espinhas e folhas verdes.

Magnésio

Esse mineral tem um efeito calmante, aliviando sintomas como irritabilidade, ansiedade, alterações de humor e insônia. Ele também ajuda os ossos a absorverem o cálcio, aumenta o nível do colesterol "bom" (HDL), enquanto reduz o do colesterol "ruim" (LDL), e ainda ajuda a relaxar os músculos, inclusive o coração.

A quantidade padrão recomendada para a mulher adulta é 320mg por dia. São boas fontes desse nutriente: amêndoa, castanha-de-caju, escarola, couve, alga kelp e farelo de trigo. Por exemplo, 30g de amêndoas fornecem 77mg de magnésio.

> **Como posso saber se tenho deficiência de um nutriente específico?**
>
> Embora as deficiências nutricionais graves sejam fáceis de localizar (por exemplo, a falta de vitamina C causa sangramento das gengivas), a ingestão insuficiente não é tão facilmente detectável. Nem sempre é fácil fazer uma análise do cabelo e dos minerais. Uma forma rápida de determinar se você precisa tomar suplementos é conferir na internet a página do Health Supplements Information Service, no endereço www.hsis.org. Use a calculadora desenvolvida pela doutora Ann Walker para verificar sua ingestão dos grupos alimentares específicos e para ter uma ideia dos suplementos que deve tomar.

Vitamina C

A vitamina C, além de melhorar a imunidade, é particularmente útil na menopausa. Verificou-se que tomar vitamina C com bioflavonoides ajudou a reduzir as ondas de calor. Essa vitamina também ajuda na produção de colágeno, que dá elasticidade à pele e aos tecidos, sendo útil no tratamento do ressecamento vaginal e da incontinência urinária. O colágeno também é importante na formação de ossos fortes. A vitamina C é abundante em frutas, legumes e verduras, mas pode ser interessante suplementar a alimentação com 1.000mg por dia de vitamina C e bioflavonoides.

Vitamina D

Essa vitamina ajuda na absorção do cálcio. A ingestão de vitamina D por meio da alimentação diminuiu nos últimos anos e essa redução pode estar associada a um número crescente de casos de osteoporose. Os suplementos de vitamina D podem ser tóxicos se as dosagens forem altas, portanto é melhor que ela esteja presente no seu suplemento de vitaminas e minerais. Também procure ter muita exposição à luz do dia. Os peixes gordurosos como o bacalhau, a cavala e o salmão são fontes ricas em vitamina D. Outras fontes são os laticínios com baixo teor de gordura e os cereais fortificados.

Vitamina E

Embora os testes clínicos tenham produzido resultados inexpressivos, essa vitamina protetora do coração é considerada boa para aliviar as ondas de calor, a sensibilidade nos seios e o ressecamento vaginal. Ela tem uso tópico no combate a este sintoma, mas pode ser benéfico tomá-la também por via oral. A ingestão diária recomendada (IDR) de vitamina E é de 15mg (22UI), mas alguns especialistas recomendam uma dose terapêutica de 400UI, e não é fácil extrair todos os dias essa quantidade somente da alimentação. As melhores fontes de vitamina E são o aspargo, o abacate, o arroz integral, a gema de ovo, o feijão-favona, a ervilha, a batata-doce e os óleos vegetais, tais como os de milho e soja. Se você tiver problema de sangramento ou diabetes, ou se tomar medicação para afinar o sangue, converse com o médico antes de tomar suplementos de vitamina E.

Vitaminas do complexo B

As vitaminas B são extremamente benéficas em períodos de estresse. Os sintomas da deficiência de vitamina B incluem ansiedade, tensão, irritabilidade e falta de concentração. Se isso lhe parece familiar, ou se você está submetida a muito estresse, seria bom tomar um suplemento de vitaminas B durante alguns meses para recuperar a saúde e a energia. É aconselhável ingerir mais ou menos 50mg diários da maioria das vitaminas do complexo B. Portanto, se seu suplemento de vitaminas não fornece o suficiente, inclua o complexo B no seu plano de suplementação.

Como controlar os sintomas da forma natural

Os suplementos de ervas naturais para tratar sintomas da menopausa estão se tornando mais populares porque tendem a atuar de forma suave, sem causar efeitos colaterais graves. Muitas mulheres sentiram alívio dos sintomas utilizando esse suplementos. As principais ervas são chamadas adaptógenos. Se o nível de algum hormônio for muito baixo ou excessivo, a erva atuará equilibrando os hormônios e o corpo.

> **Aviso**
>
> Desde que você discuta com um médico sua escolha de suplementos nutricionais, eles podem ser tomados juntamente com a TRH, mas o mesmo não se aplica às ervas e terapias naturais relacionadas a seguir. O uso de ervas em combinação com a TRH pode sobrecarregar o corpo com estrogênio. Dito de forma simples, se você está fazendo a reposição hormonal, talvez não precise tomar ervas para aliviar os sintomas. Se ainda sentir fogacho ou outros sintomas, converse com seu médico.

Agnocasto

Essa é uma das ervas mais importantes que se pode fazer uso na menopausa, porque ela funciona como um adaptógeno, ajudando a equilibrar os hormônios. Aparentemente, ela estimula e normaliza o funcionamento da hipófise, que controla e regula os hormônios no corpo. Além disso, é um remédio potente para as ondas de calor. Encontrada em lojas de produtos naturais ou com fitoterapeutas e nutricionistas, o agnocasto costuma ser comercializado com o nome de Vitex. Para determinar sua eficácia, ele pode ser tomado durante vários meses. Os efeitos colaterais incluem problemas digestivos e um pouco de prurido. A dose típica recomendada de extrato orgânico de Vitex é uma colher de chá três vezes ao dia, durante três ou quatro meses. Essa erva pode ser tomada diariamente por até 18 meses, sem interrupção.

Antes de tomar Vitex, verifique como seu médico se a erva é segura para você. Se um dos seus sintomas for a depressão, você provavelmente deverá evitar tomar agnocasto, pois algumas pesquisas mostram que a depressão pode estar relacionada com o excesso de progesterona, e o Vitex pode aumentar os níveis desse hormônio.

Erva-de-são-cristóvão (*Cimicífuga racemosa*)

Esse fitoterápico é usado há séculos para ajudar no alívio dos sintomas da menopausa, principalmente as ondas de calor e o ressecamento vaginal. Muitos especialistas acreditam que a sua eficácia vem da habilidade de diminuir os níveis de hormônio luteinizante, que o corpo produz em quantidades elevadas durante a menopausa. Embora essa erva seja popular, não recomendamos seu uso porque há relatos recentes de efeitos tóxicos sobre o fígado quando o uso é prolongado.

Dong Quai (*Angelica sinensis*)

Essa é uma erva chinesa muito fácil de encontrar no Ocidente, nas lojas de produtos naturais. É similar ao agnocasto e pode ser utilizada durante longos períodos, porque é um tônico. Ela nutre o fígado e ajuda a aliviar os sintomas da menopausa, como o fogacho e o ressecamento vaginal, embora as pesquisas ainda precisem demonstrar esses efeitos de forma conclusiva. É muito usada por mulheres chinesas por sua reputação como estimulador da libido e da energia, tendo sido apelidada de "ginseng feminino".

Óleo de prímula

O óleo de prímula é mais comumente usado para aliviar a tensão pré-menstrual, a sensibilidade nas mamas e os sintomas da menopausa. Ele é rico em ácido gama-linoleico e linoleico — ácidos graxos essenciais de que o corpo necessita para regular os hormônios. A dose recomendada pelos médicos é de 1.000mg por dia, mas a maioria dos especialistas concorda que, apesar de poder melhorar a pele e aliviar a sensibilidade nos seios, esse fitoterápico tem pouca eficácia sobre as ondas de calor.

Creme de progesterona natural/cará-silvestre

Pensa-se que a progesterona natural reduz a dominância do estrogênio, uma das condições mais frequentes na perimenopausa e a causa subjacente de vários sintomas. Ao contrário da progesterona sintética, manufaturada em laboratório, a progesterona natural é feita de uma substância encontrada no cará-silvestre e na soja. A progesterona obtida nesse processo é quase idêntica àquela produzida pelo corpo. Embora muitas mulheres tenham experimentado alívio dos sintomas da menopausa com cremes de progesterona natural, eles podem apresentar problemas, e algumas mulheres acabam piorando.

A progesterona natural é vendida em diversas formas, inclusive cápsulas, creme tópico para a pele, supositório vaginal e gotas sublinguais. Esses medicamentos não podem ser comprados sem receita. Muitos especialistas recomendam o creme tópico em vez das cápsulas, por ser facilmente absorvido e liberado para o corpo gradualmente, de forma similar à liberação natural de progesterona pelos ovários.

Extratos de cará-silvestre às vezes são confundidos com a progesterona natural. Isso acontece porque esta é sintetizada a partir do composto químico diosgenina, encontrado na soja e no cará-silvestre. Portanto, tem havido indicações de que o uso do creme de cará-silvestre (que contém diosgenina) pode aumentar os níveis de progesterona. Isso não é correto porque o corpo humano não possui enzimas capazes de converter a diosgenina em progesterona. Da mesma forma, qualquer creme vendido sem receita médica que afirme conter progesterona natural é fraudulento. É mais seguro e eficaz pedir a seu médico para prescrever um creme de progesterona natural.

Isoflavonas

As isoflavonas extraídas da soja são outro remédio natural para menopausa bastante popular. Elas contêm fitoestrógenos, que, segundo alguns especialistas, conseguem imitar a função do estrogênio, sendo capazes de reduzir as ondas de calor e alguns outros sintomas da menopausa.

Deve-se pensar seriamente em incluir as isoflavonas de soja na Dieta da Menopausa por meio de fontes alimentares. No que diz respeito à suplementação, a dose recomendada é de 40 a 80mg por dia — a mesma usada em alguns estudos para tratamento do fogacho. No entanto, é possível que sejam necessárias várias semanas para que se comece a perceber efeitos benéficos. Esse suplemento é bastante novo e seus efeitos de longo prazo ainda são desconhecidos. Portanto, se você decidir tomá-lo — talvez na forma de trevo-vermelho, é melhor fazê-lo por um período curto, somente enquanto providencia a inclusão de mais fitoestrógenos em sua alimentação.

Cardo-mariano

O cardo-mariano é uma erva importante na menopausa porque ajuda a melhorar o funcionamento do fígado, garantindo a excreção eficiente dos hormônios velhos. Até três comprimidos ou cápsulas de 500mg por dia podem ajudá-la a fazer uma desintoxicação suave.

Valeriana

A valeriana é usada há milhares de anos para corrigir a insônia e melhorar a qualidade do sono. Se as ervas e suplementos indicados até aqui não estiverem fazendo muita diferença em seu sintomas, você pode pensar em tomar valeriana.

Plano de suplementação proposto

- Um bom suplemento de polivitaminas e poliminerais.
- Óleo de linhaça (1.000mg por dia).
- Uma mistura de partes iguais de agnocasto, dong quai e cardo-mariano. Tome uma colher de chá duas ou três vezes ao dia. Se tiver problemas para dormir, experimente tomar valeriana. Use essas ervas durante três ou quatro meses; se seus sintomas não melhorarem, consulte o clínico geral.
- Suplementos nutricionais especificamente indicados para a menopausa: procure comprar suplementos de empresas conceituadas, que possam atestar por meio de pesquisas a eficácia de seus produtos.

8. SOS menopausa

Seguir a Dieta da Menopausa e o método de desintoxicação suave aumentará suas chances de passar pela menopausa com poucos sintomas, ou sem eles. No entanto, talvez você tenha algum problema ou disfunção específica que seja motivo de preocupação. Este capítulo fornece conselhos para ajudá-la a vencer os sintomas mais frequentes da menopausa e reduzir os três riscos mais comuns à saúde.

Todos os sintomas mencionados aqui estão relacionados à redução do nível de estrogênio. A lista pode parecer assustadora, mas felizmente nenhuma mulher experimenta toda a gama de sintomas. É provável que você apresente apenas alguns. Há mulheres que não manifestam nenhum.

No Guia de Nutrientes Essenciais você encontrará uma lista das fontes alimentares dos nutrientes essenciais mencionados neste capítulo. Para mais informações sobre suplementos específicos, veja o Capítulo 7.

> **Aviso**
>
> Se a qualquer momento seus sintomas fugirem ao controle, consulte imediatamente seu médico. Se você quiser experimentar ervas medicinais, não deixe de conversar primeiro com seu médico e de procurar um fitoterapeuta treinado, para ter certeza de não haver contraindicações. Se estiver fazendo uso de alguma medicação ou tiver um quadro de doença preexistente, não use fitoterápicos.

De A a Z, Os sintomas mais comuns da menopausa e formas naturais de tratá-los

Acne

Você pode ter pensado que deixou as espinhas para trás com as angústias da adolescência, mas de repente a pele começa novamente a apresentar erupções. A culpa é dos níveis reduzidos de estrogênio, que desequilibram o corpo em favor da testosterona. O estresse também pode ser o causador da acne. É possível que as espinhas se acumulem na parte inferior do rosto. Elas podem se apresentar como áreas inchadas e avermelhadas, em vez de como bolhas isoladas. Como nos adultos as espinhas são mais escuras que as dos adolescentes, as manchas podem levar algumas semanas para desaparecer.

Tomar medicamentos com prescrição médica deve ser a última opção, já que esses remédios não tratam a verdadeira causa do problema. Tente identificar o fator que precipita o processo. Se for estresse, procure dormir 8 horas por noite e reserve diariamente tempo para meditação, ioga ou alguma outra forma de relaxamento. Embora a acne não tenha um tratamento conhecido, os remédios a seguir podem ajudar a manter sob controle as inflamações.

- É importante incluir em sua dieta uma boa quantidade de fitoestrógenos (ver Capítulo 3). Os fitoestrógenos podem ajudar o corpo a controlar a quantidade de testosterona circulante. Também a vitamina B6, o zinco e os ácidos graxos essenciais já se mostraram benéficos.
- Embora não haja nenhuma relação conhecida entre determinados alimentos e a ocorrência de acne, se você observar que existem causas alimentares para as inflamações, evite-as. Você também deve tomar cuidado com a ingestão de álcool, açúcar, alimentos industrializados, sal, manteiga, cafeína, chocolate, frituras, carne bovina, margarina, trigo, refrigerantes e alimentos que contenham óleos vegetais hidrogenados.
- Para reduzir a inflamação e evitar a infecção, coma muito alho. O alho é um antibiótico poderoso. Coloque alho ralado na comida ou tome um suplemento de alho todos os dias.
- Alimentos ricos em enxofre — ovos e cebola — e ainda o iogurte com bactérias *bifidus* e *acidophilus* ativas ajudam a reequilibrar a flora bacteriana intestinal e podem proteger a pele de inflamações.
- Os exercícios físicos regulares ajudam, pois promovem o equilíbrio hormonal e um fluxo sanguíneo saudável para o rosto, o que remove as toxinas.
- Cosméticos e hidratantes pesados podem entupir os poros, portanto use uma loção mais leve nas re-

giões com problema. Evite usar esfoliantes. Embora removam a pele morta, eles podem causar infecções e piorar a acne. Se usar esfoliantes, prefira um que seja recomendado por um dermatologista. Nunca esprema as espinhas — isso pode causar cicatrizes.

- O óleo de melaleuca ou óleo-de-chá tem boas propriedades antissépticas, antibacterianas e antifúngicas. Aplique-o sobre as espinhas. Um estudo realizado pelo Departamento de Dermatologia do Royal Prince Alfred Hospital, em Nova Gales do Sul, na Austrália, descobriu que, na maioria dos casos de acne, uma solução a 5 por cento de óleo-de-chá era tão eficaz quanto a de peróxido de benzoíla, sem apresentar efeitos colaterais. Pode ser bom usar um hidratante com óleo-de-chá.
- Um gel puro de babosa, ou aloe vera, é antibacteriano e calmante. Algumas mulheres descobrem que usá-lo diariamente sobre a região inflamada realmente ajuda. Para espinhas ou acne inflamadas, o hamamélis tem efeito refrescante e calmante. Aplique-o diretamente sobre as espinhas. A equinácea é um dos antibióticos mais poderosos da natureza. Passe um extrato ou creme dessa erva sobre a pele afetada diariamente.
- Se seu médico disser que seus níveis de androgênio estão acima do normal, a erva palmetto (*Serenoa repens*) age como antiandrogênio, o que melhora a acne pré-menstrual. Contudo, talvez a erva de melhor efeito seja a agnocasto. Outras ervas medicinais benéficas são a raiz de bardana, o trevo-vermelho e o cardo-mariano — poderosas purificadoras

do sangue. Todos esses remédios devem ser prescritos por um fitoterapeuta.
- A fototerapia pode ajudar. Essa terapia consiste em fazer incidirem sobre a acne diferentes tipos de luz, da ultravioleta a uma simples luz colorida. Já foi demonstrado que a luz vermelha abre os capilares e melhora a circulação, enquanto a luz azul fecha os capilares. Aconselhe-se com um dermatologista.

Aftas e mau hálito

Talvez você descubra que, ao ficar mais velha, manifesta mais tendência a ter problemas de gengiva, sangramento e mau hálito. Você também pode ter aftas. Embora pareçam pequenas, as aftas e ulcerações podem ser muito dolorosas, tornando difícil mastigar, sorrir ou gargalhar. Elas também podem fazê-las sentir-se deprimida e cansada. As ulcerações dolorosas na boca foram associadas a deficiências nutricionais de ferro, vitamina B12 e ácido fólico. A vitamina C e o zinco também são importantes, porque podem melhorar a função imunológica e ajudar a cicatrização. Outras estratégias úteis incluem:

- O estresse talvez seja o fator causal mais comum das aftas, portando preste atenção a seus níveis de estresse.
- Você pode comprar na farmácia uma pomada gelatinosa para aplicar diretamente sobre a lesão. Ela adere ao ferimento e traz alívio. Se a lesão não cicatrizar, consulte o médico.
- Se a lesão for de fundo alérgico, consulte o médico.

Como descobrir se tem mau hálito

A halitose — mau hálito — é muito comum, mas nem sempre é descoberta com facilidade por quem a tem. É quase impossível testar a si mesma, e somente as pessoas mais próximas e queridas costumam ter a coragem de falar do problema. Uma boa estratégia é persuadir um amigo ou parente de confiança a cheirar sua boca em algumas ocasiões. Você deve pedir-lhe que seja honesto sobre o que perceber. Também é possível pedir a opinião profissional de um dentista. As seguintes estratégias são úteis para lidar com o mau hálito:

- Manter uma boa saúde oral é essencial para reduzir o mau hálito. Se você não escovar os dentes e usar fio dental diariamente, partículas de comida permanecerão na boca, juntando bactérias que podem causar a halitose. O alimento que fica entre os dentes, na língua e em torno das gengivas pode entrar em decomposição, deixando um odor desagradável, portanto marque visitas regulares ao dentista para fazer uma limpeza profissional e um check-up.
- O que você come afeta o ar que você exala. Alguns alimentos, tais como alho e cebola, contribuem para um odor desagradável na respiração. Escovar os dentes, usar fio dental e antisséptico bucal somente mascaram temporariamente o odor. O cheiro continua até que o corpo elimine a comida.
- Outras causas de mau hálito são o cigarro, as doenças das gengivas e a boca seca. A xerostomia — boca seca — ocorre no sono ou quando falamos durante muito tempo. A saliva é um tipo especial de líquido bucal que mata as bactérias orais. Beber água ajuda a prevenir a xerostomia.

- O mau hálito pode ser um sinal de um problema médico, como infecção no trato respiratório, sinusite crônica, gotejamento nasal, bronquite crônica, diabetes, distúrbios gastrointestinais ou uma doença hepática ou renal. Se seu dentista diagnosticar que sua boca é saudável, você deve ser encaminhada para o clínico geral ou um especialista para descobrir a causa do mau hálito.
- Evite açúcar, frutas cítricas e alimentos refinados e processados. Também evite gomas de mascar, pastilhas, balas, antisséptico bucal, tabaco, café e qualquer alimento que possa causar aftas e halitose.
- Se você achar que tem um mau hálito constante, mantenha um diário dos alimentos que come e faça uma lista das medicações que costuma usar. Algumas delas podem contribuir para a formação de odores bucais. Informe seu dentista de qualquer cirurgia a que foi submetida ou doença que teve desde a consulta anterior.
- As pessoas que fazem dieta podem ficar com hálito desagradável por comerem poucas vezes. Comer regularmente é importante, pois estimula a produção de saliva, o que ajuda a manter a boca limpa.

Para ter um hálito fresco

Os antissépticos bucais geralmente não têm um efeito prolongado sobre o mau hábito por não tratarem a causa do problema. Se você usa constantemente refrescantes bucais para encobrir um odor desagradável na boca, vá ao dentista. Se precisar de uma ajuda a mais para controlar a placa bacteriana, ele pode recomendar um antisséptico bucal antimicrobiano. Um produto com flúor, associado à escovação e ao uso de fio dental, pode ajudar a prevenir as cáries.

Você pode acabar naturalmente com o mau hálito se usar remédios caseiros. Eis aqui algumas ervas e dicas úteis:

- Lave a boca com água, folhas de sálvia, folhas de hortelã e salsa para se livrar do mau hálito comum.
- O olíbano, também conhecido como *Boswellia carterii*, é uma erva com propriedades antibacterianas, usada principalmente para tratar feridas e dor de dente. Outros refrescantes bucais naturais são a semente de cardamomo e o chá de sementes de feno-grego.
- Experimente mastigar salsa, cravo-da-índia, erva-doce ou sementes de anis após as refeições.
- Você também pode mastigar algumas ervas com sabor mentolado, refrescantes do hálito, como gaultéria, hortelã ou hortelã-pimenta. Elas também fazem bem à garganta.

Alteração da voz

É possível que você perceba que sua voz está se tornando mais grave, sedutora e poderosa à medida que você se aproxima da menopausa. Isso pode ser causado por um aumento dos hormônios masculinos ou andrógenos que circulam em seu sangue, causando um efeito masculinizante no corpo e na voz. Outra causa possível é o hipotireoidismo (atividade insuficiente da tireoide), caso em que a voz se torna profunda, áspera e rouca, e ocorrem outros sintomas como queda de cabelo, fadiga e tendência a sentir frio. Se você estiver sofrendo de hipotireoidismo, sua voz irá voltar ao normal quando começar a fazer uso da medicação adequada. Se estiver preocupada com a alteração de sua voz, consulte um médico para ter um diagnóstico.

Hipotireoidismo

Se você estiver sentindo cansaço sem razão e tiver dor de cabeça, perda da libido, alterações de humor, pele seca, queda de cabelo, aumento de peso, colesterol alto, dificuldade de concentração e intolerância ao frio, talvez esteja sofrendo de hipotireoidismo, ou atividade insuficiente da tireoide. Basicamente, sua glândula tireoide não está produzindo a quantidade certa de hormônios e isso está prejudicando o delicado equilíbrio bioquímico do corpo. Muitos dos sintomas de hipotireoidismo são semelhantes aos da menopausa. Portanto será preciso consultar um médico para ver se você está sofrendo dessa afecção.

Se o problema for confirmado, o objetivo de qualquer tratamento será normalizar o funcionamento da tireoide e restaurar a boa saúde. O tratamento padrão para uma tireoide preguiçosa envolve o uso diário da droga sintética levotiroxina. Esse medicamento oral pode restaurar os níveis adequados dos hormônios e levar seu corpo de volta ao equilíbrio. Embora a maioria dos médicos recomende os extratos sintéticos, também estão disponíveis extratos naturais, contendo glândula tireoide de animais.

Outras recomendações incluem uma dieta saudável, pobre em açúcar, já que os sintomas podem ser muito aliviados por meio de dieta e perda de peso. Evite o flúor (inclusive o encontrado na pasta de dente) e o cloro (presente na água da torneira). O cloro e flúor estão quimicamente relacionados e podem bloquear os receptores da tireoide, diminuindo funcionamento dessa glândula.

> **Hipotireoidismo (cont.)**
>
> Os suplementos incluem:
>
> - Kelp, feito de alga marinha, porque contém iodo, a substância básica dos hormônios tireoidianos.
> - Vitaminas do complexo B, para o funcionamento da tireóide.
> - Levedo de cerveja, que é rico em nutrientes básicos, principalmente as vitaminas B, assim como em ácidos graxos essenciais, ferro, vitaminas A, C e E, e minerais como selênio, manganês, cobre, ferro e zinco, todos importantes para o funcionamento adequado da glândula tireoide.
>
> Um fitoterapeuta pode incluir as ervas *Myrica cerifera*, erva-de-são-cristóvão e hidraste numa prescrição especialmente elaborada para melhorar a condição da tireoide.

Alterações de humor

As variações de humor são um indício clássico de falta de açúcar no sangue. Se você costuma ter esse sintoma, o melhor é comer refeições e lanches saudáveis e nutritivos ao longo do dia. Não passe períodos longos sem se alimentar e evite a cafeína e os alimentos com muito açúcar. Outras recomendações úteis são:

- Pense na possibilidade de tomar suplementos adicionais de vitaminas B, magnésio e óleo de peixe com ômega 3, além do seu habitual suplemento de vitaminas e minerais. As vitaminas do complexo B podem ajudar o corpo a produzir a serotonina, o hormônio da felicidade. O magnésio é bem conhecido como o tranquilizante natural, e os ácidos graxos essenciais são importantes para o equilíbrio hormonal. Melhorar a ingestão de cálcio também pode diminuir a irritabilidade.

- Experimente tomar ginseng siberiano para melhorar o funcionamento das glândulas suprarrenais e ajudar seu corpo a lidar com o estresse. O chá de camomila também é excelente para distúrbios relacionados com a ansiedade.
- Experimente usar óleos para aromaterapia numa massagem ou banho: lavanda para relaxar, camomila ou rosa para melhorar o humor, sândalo para acalmar e sálvia pelo aroma.
- Se você tiver tendência a explosões temperamentais, lembre-se de que é capaz de se controlar, quaisquer que sejam seus sentimentos. Questione os motivos. Quando se sentir irritada, pergunte a si mesma a razão para isso e se sua raiva é proporcional à situação. Se puder fazer algo de positivo, faça-o; do contrário, libere as tensões utilizando as técnicas para controlar estresse encontradas no Capítulo 4. Veja no mesmo capítulo os conselhos para situações de ansiedade e depressão.

Ansiedade e irritabilidade

Enquanto se aproxima da menopausa, você pode sentir ansiedade, tremores ou mal-estar e pânico. Isso acontece porque as partes do cérebro que controlam o sentimento de bem-estar e contentamento são afetadas pela ausência de estrogênio.

- Reserve um tempo para si quando se sentir descontrolada: chorando, gritando, irritada ou deprimida. Crie um lugar especial todo seu, onde possa ficar só, sem responsabilidades. Comece um diário e registre seus sentimentos.
- Variações na taxa de açúcar no sangue podem precipitar pânico e ansiedade, portanto tenha o cuidado de seguir as orientações da Dieta da Menopausa e comer pequenas quantidades com frequência para manter o nível de açúcar no sangue e o humor estáveis.
- É aconselhável evitar tranquilizantes, antidepressivos, bebidas alcoólicas, cocaína e ópio, pois essas drogas podem causar dependência.
- O maracujá combate a insônia e pode aumentar os níveis sanguíneos da serotonina — o composto químico da felicidade —, criando um sentimento de bem-estar. Também tem propriedades sedativas e analgésicas, exercendo um efeito calmante e repousante sobre o sistema nervoso central.
- A agripalma (*Leonurus cardiaca*) contém alcaloides, tanino e saponinas que têm ação antiespasmódica e relaxante, acalmando o coração e os nervos sem causar sedação.
- A raiz de valeriana também afeta o sistema nervoso central e foi amplamente usada na Europa como sedativo e calmante.
- A camomila (*Matricaria chamomilla*) é usada com frequência e sucesso para combater a ansiedade e a insônia, além de aliviar a indigestão e as inflamações gastrointestinais.
- A erva-dos-gatos (*Nepeta cataria*) e a hortelã-pimenta também têm efeito sedativo sobre os nervos.

- Os movimentos lentos e as posturas controladas da ioga melhoram a força muscular, a flexibilidade, a amplitude de movimento, o equilíbrio, a respiração e a circulação, promovendo a focalização mental, a clareza e a calma. O alongamento também reduz o estresse mental e físico, a tensão e a ansiedade, melhorando o sono, baixando a pressão arterial e reduzindo o ritmo cardíaco.
- Escutar sua música favorita é uma excelente forma de reduzir estresse e melhorar a ansiedade. Sua preferência musical determinará o tipo de som calmante que reduzirá a tensão e trará sentimentos de tranquilidade. Preste atenção à forma como se sente quando ouve determinada música ou gênero musical e continue a ouvir aquilo que produzir um efeito relaxante.
- O otimismo pode contrabalançar o impacto negativo do estresse, da tensão e da ansiedade sobre o sistema imunológico e o bem-estar. Muitas vezes, o que determina se vamos nos sentir assoberbadas, tanto mental quanto fisicamente, é nossa forma de perceber a realidade. Ter uma atitude positiva e encontrar o lado bom do que a vida nos traz aumenta sua capacidade de administrar eficazmente o estresse.
- Relaxar num banho quente alivia os músculos e articulações doloridas, reduz o estresse e a tensão e abre caminho para uma boa noite de sono. Inclua aí uma música relaxante, uma iluminação suave e sais de banho com aromas naturais para criar uma experiência de spa barata e cômoda, na privacidade de sua própria casa.
- Técnicas de relaxamento como a meditação podem trazer tranquilidade e aliviar a ansiedade, valendo a pena usá-las regularmente.

Alimentos contra a ansiedade

Banana: Mulheres que experimentam depressão ou ansiedade costumam ter níveis mais baixos de vitamina B6, necessária para a produção da serotonina, o composto químico cerebral que melhora o humor. Níveis baixos de vitamina B12 e de ácido fólico também podem causar ansiedade. Para aumentar seus níveis das vitaminas do complexo B, coma muita banana, carne bovina magra, frango, peixe, ovos, nozes e amêndoas, sementes, soja e folhas verdes.

Grãos integrais: As mulheres que sofrem de deficiência do mineral antioxidante selênio também experimentam sentimentos de depressão e ansiedade. O selênio é encontrado nos grãos integrais, na carne, nos peixes e crustáceos e no abacate.

Ovos: O zinco é essencial para o corpo converter o triptofano em serotonina, o composto químico do bem-estar que induz sentimentos de calma. O zinco é encontrado no ovo e também nas nozes, amêndoas e sementes, como o amendoim e as sementes de girassol.

Peixes gordurosos: Comer peixes gordurosos não apenas reduz o risco de mal de Alzheimer, mas, segundo estudos publicados em 2003 pelo National Institutes of Health, nos Estados Unidos, também reduz a ansiedade e a depressão.

Nozes, amêndoas e sementes: alimentos ricos em carboidratos complexos, como os grãos integrais e as leguminosas, aumentam os níveis cerebrais de triptofano e, por sua vez, da serotonina. Uma pequena quantidade de carboidratos alimentares, por exemplo, um punhado de nozes ou sementes, comidas 30 minutos antes de uma situação estressante, podem ajudar a baixar os níveis de ansiedade.

Aumento de peso

Ver Capítulo 6.

Depressão

Durante a menopausa pode ocorrer depressão ou sentimentos de tristeza e apatia, possivelmente causados pela ausência de estrogênio, que afeta as partes do cérebro responsáveis pelo controle do estado mental. É mais provável haver depressão quando estamos sob estresse intenso e/ou quando existe um histórico familiar de doença depressiva. Se não for tratada, a depressão pode causar uma moléstia debilitante capaz de durar anos. Consulte um médico se tiver experimentado quatro dos seguintes sintomas durante pelo menos dois meses:

- Padrão de sono alterado.
- Um sentimento excepcional de apatia ou ansiedade.
- Incapacidade de sentir prazer com coisas que costumavam agradar; por exemplo, perda da libido.
- Fadiga extrema.
- Sentimento de desvalorização.
- Dificuldade para tomar decisões simples.
- Pensamentos sobre morte e suicídio (procure ajuda imediatamente).

Autoajuda para melhorar o humor

- Se você analisar seus pensamentos, talvez tenha a surpresa de ver como são negativos. Por exemplo, se algo cai de suas mãos, você pode pensar: "Droga, eu sou uma idiota." Se esbarra em alguém, pensa: "Por que sou tão desajeitada?" Se está lutando contra a balança, talvez pense que é gorda e feia, e assim por diante. Procure perceber todas essas ocasiões em que tem um pensamento negativo sobre si mesma ou sobre suas ações e compare esse pensamento com outro mais positivo ou realista. Se deixar cair algo ou cometer enganos, experimente pensar: "Fiz uma bobagem, mas quantas vezes fiz as coisas certas?" ou "Eu estava olhando aonde ia, mas a outra pessoa não estava". E se estiver muito segura de si, pense: "A culpa não foi minha."

- Faça uma lista de tudo o que há de bom em sua vida, tais como um emprego de que gosta, um amigo fiel, um passatempo fascinante, seu cachorro, as flores do jardim, e assim por diante. Agora faça uma lista de todas as coisas boas em você. Pense bem, pois devem ser muito mais numerosas do que você se dava conta. Você pode ser uma boa ouvinte, uma grande poetisa ou ainda ter um senso de humor maravilhoso.
- Descubra novos desafios. Assumir um novo desafio pode ser imensamente gratificante e fazê-la ter sentimentos mais positivos sobre si mesma. Se você sempre quis aprender a tocar piano ou teclado, frequente algumas aulas. Considere a possibilidade de começar a pintar, cantar, fazer joias, escrever — a lista é infinita. Talvez prefira adquirir novas qualificações ou fazer algum curso que possa ajudá-la a lidar com seus sintomas, como homeopatia, reflexoterapia, massoterapia etc.

- A atividade física pode promover um sentimento de bem-estar. Na verdade, alguns especialistas consideram o exercício regular um tratamento eficaz para depressão. Planeje ter pelo menos 30 minutos de atividade física moderada todos os dias.
- Cante suas músicas favoritas, chore para aliviar o excesso de estresse e dê uma boa gargalhada. O riso faz circular pelo seu corpo compostos químicos chamados endorfinas, que dão uma euforia natural. Portanto, faça algo que provoque o riso: veja uma comédia ou telefone para um velho amigo.
- Diversos estudos mostraram que a erva-de-são-joão (*Hipericum perforatum*) melhora significativamente a depressão, a ansiedade e a insônia. Ela é tomada em três doses diárias de 2 a 4g, calculadas para conter a 0,2 a 1,0mg do extrato (0,3 por cento de hipericina). Se estiver pensando em tomá-la, consulte um médico para ter certeza de que é segura para você.
- A sálvia, uma erva aromática da família da hortelã, é uma aliada milenar da mulher de meia-idade contra a depressão e a tensão emocional. Também se diz que ela tem efeitos estrogênicos moderados, o que provavelmente explica seu uso como uma erva estabilizadora dos hormônios, que pode ajudar a regularizar a menstruação.
- Há milhares de anos o gengibre é uma erva poderosa na medicina tradicional chinesa. Além de ter um efeito diaforético, reduz a fadiga e a fraqueza e tem um valor potencial na depressão. Também auxilia a digestão e atua como anti-inflamatório.

- Os florais de Bach* rosa silvestre, lariço, mostarda, tojo e genciana ajudam a aliviar sentimentos de apatia, resignação, melancolia, inferioridade, desespero, pessimismo, desânimo, dúvida e tristeza intensa.
- A luz do sol é vital para a saúde física e emocional. Procure expor as pálpebras descobertas (sem óculos) todos os dias a 15 minutos de luz solar, no início da manhã ou no final da tarde. Na falta do sol, todos os dias, ao acordar, experimente sentar-se junto a uma luminária com várias lâmpadas fluorescentes (pelo menos 2.500 lux**) durante 30 minutos.
- Uma massagem muitas vezes é mais eficaz que a psicanálise quando se trata de desvendar e curar traumas ocultos e aliviar a depressão. Até uma única sessão pode ter um efeito surpreendente.
- Fique de pé, sorria com todo o rosto e respire profundamente. Ou você vai começar a se sentir mais feliz, ou vai tornar sua raiva ou ressentimento mais perceptível e fácil de alcançar.
- Para ganhar energia quando deprimida, você pode suspirar profundamente muitas vezes; mantenha os braços suspensos à sua frente durante vários minutos; balance sobre os pés para a frente e para trás. Experimente isso!

---

* Essências criadas a partir de estudos do médico Edward Bach, segundo os quais as vibrações das flores harmonizam as emoções, reestabelecendo o equilíbrio interior. (*N. da E.*)
** Unidade de iluminância. Corresponde a incidência de 1 lúmen em 1m². (*N. da E.*)

Alimentos para combater a depressão

Toranja: Essa fruta é excelente para ativar a função hepática e diminuir a depressão. Quanto mais o fígado estiver exposto a toxinas, mais facilmente os sistemas de desintoxicação serão sobrecarregados. Se o fígado estiver preguiçoso, uma quantidade excessiva de toxinas cairá na corrente sanguínea. Isso pode afetar o funcionamento cerebral, causando alterações de humor desagradáveis e erráticas, um sentimento geral de depressão, "turvação cerebral" e redução na capacidade de concentração e na memória.

Alcachofra: Ela protege o fígado e afeta a produção e a movimentação da bile por esse órgão. Quando a bile é retida no fígado, irrita os tecidos, causando inflamação e diminuindo a capacidade do órgão para realizar suas funções. Nessas condições, é provável que você se sinta mais cansada e deprimida.

Melancia: Estudos indicam que os alimentos de cor vermelha e ricos em licopeno, como a melancia, o tomate e o mamão papaia, melhoram o funcionamento hepático. Um fígado saudável é essencial para a desintoxicação e a saúde física, emocional e mental, assim como para o bem-estar.

Semente de girassol: Os minerais são essenciais para o crescimento e o funcionamento do cérebro. Já foi demonstrado que o selênio (encontrado na semente de girassol, nos frutos do mar e nas algas) melhora significativamente o humor. Outras fontes de selênio são as castanhas-do-pará, o atum e os cereais integrais.

> **Alimentos para combater a depressão (cont.)**
>
> **Peixes gordurosos e sementes de linhaça:** Os ácidos graxos regulam a memória e o humor. Sessenta por cento do cérebro é composto de ácidos graxos. Os do tipo ômega 3 (DHA e EPA) são essenciais para o desempenho ideal do cérebro. Eles são encontrados nos peixes gordurosos como cavala, atum, arenque, salmão e sardinha, assim como em outros alimentos como abacate, azeitonas, nozes e sementes cruas e nos óleos de nozes e sementes. Todos esses alimentos contêm bons estimulantes do humor e já se descobriu que a depressão pode ser melhorada se essas gorduras saudáveis forem incluídas na alimentação. Os ácidos graxos ômega 3 também são excelentes para melhorar a inteligência e a memória. Se você não come peixe, experimente sementes de cânhamo ou linhaça.
>
> **Lentilhas:** Elas são uma excelente fonte de vitamina B e folato. A deficiência de folato é associada ao aumento no risco de depressão, e a deficiência das vitaminas B aumenta o risco de ansiedade, insônia e variações de humor. (O ácido fólico é produzido artificialmente a partir do folato.)
>
> **Água:** O corpo se deteriora rapidamente se não receber água, e a desidratação é uma causa frequente de cansaço, falta de concentração e diminuição da atenção. Portanto, assegure-se de tomar diariamente os oito copos recomendados!

Dor de cabeça

Algumas mulheres descobrem que a menopausa encerra uma vida de enxaquecas, enquanto outras verificam que a enxaqueca aparece pela primeira vez durante a menopausa. Muitas mulheres sujeitas à fortes dores de cabeça param de tê-la quando ficam grávidas e, assim, a relação entre as dores de cabeça e as alterações hormonais é clara. A enxaqueca muitas vezes surge como efeito colateral da TRH. As seguintes recomendações podem ajudar:

- Beba muito líquido, já que a desidratação causa dor de cabeça.
- Deixar de fazer uma refeição ou ficar carente de nutrientes causa dor de cabeça, quer você esteja chegando à menopausa, quer não. Portanto, não deixe que se passem mais do que algumas horas entre as refeições e os lanches.
- Veja se consegue descobrir um padrão ou um fator causal de suas dores de cabeça. Quando a dor se instalar, observe o quê e quando comeu e como se sentiu após ingerir algo. Preste especial atenção a alimentos como queijo, vinho tinto, chocolate, suco de frutas cítricas ou frutas: eles contêm tiramina, feniletilamina e histamina, que podem precipitar a dor de cabeça. Infelizmente, os sintomas muitas vezes não aparecem logo que você come tais alimentos e, por isso, é preciso manter um diário durante várias semanas para identificar um padrão. São estopins típicos para a dor de cabeça tensional: estresse, fadiga, excesso de sono, sedentarismo e atividades que pedem movimentos repetitivos, como mastigar chicletes ou ranger os dentes.
- O magnésio ajuda os músculos a relaxarem; logo, uma deficiência desse mineral pode causar dor de cabeça. Tenha o cuidado de incluir em sua dieta alimentos como folhas verdes, nozes, amêndoas e sementes, chocolate amargo, soja e grãos integrais.

Um estudo mostrou que as mulheres que tomaram 300mg de magnésio duas vezes ao dia relataram menos dores de cabeça que as que não tomaram esse suplemento.
- Assegure-se de ter uma dieta rica em ácidos graxos essenciais, principalmente ômega 3. Outro estudo indicou que as vítimas de enxaqueca mostraram uma redução significativa dos sintomas quando ingeriram diariamente óleo de peixe com ômega 3.
- É melhor evitar os analgésicos vendidos sem receita médica, já que muitos podem conter cafeína e causar intolerância.
- Aprenda a relaxar. Experimente ver as dores de cabeça ou enxaquecas como uma prova de que o corpo precisa de um tempo sozinho, para recarregar. Se reduzir a tensão muscular, você poderá evitar uma grande quantidade de dores de cabeça. Durante 20 minutos, sente-se ou deite-se em um quarto escuro e silencioso e durma, se possível, até que a dor passe.
- Fazer exercícios e praticar alongamento com regularidade também previnem muitas dores de cabeça tensionais.
- Presenteie-se com uma massagem no pescoço, nos ombros e na cabeça. Seja a massagem tradicional ou acupressura, o alívio da tensão física e a melhora da circulação podem trazer sensação de bem-estar e até evitar dores de cabeça. O simples ato de massagear as têmporas é capaz de aliviar a dor.
- Colocar compressa com gelo sobre a região em que a dor está concentrada pode aliviá-la. Em alguns casos, um banho quente faz a vítima da dor de cabeça

se sentir melhor, principalmente se for acrescentado à água do banho um óleo essencial, como o de lavanda. Outros óleos benéficos são: alecrim, capaz de estimular o fluxo de sangue para a cabeça; eucalipto e camomila, que aliviam a dor. Acrescente algumas gotas ao banho ou prepare um óleo para massagem.
- Em algumas mulheres, o orgasmo ajuda a curar uma dor de cabeça, pois dilata os vasos sanguíneos; para outras, ele causa dor de cabeça.
- Muitas mulheres consideram a acupuntura e a homeopatia tratamentos úteis para dor de cabeça e enxaqueca.
- Se você tiver uma dor de cabeça tensional e não conseguir relaxar em um quarto escuro, coloque as mãos sobre a parte de trás da cabeça e apoie o queixo no peito. Pressione o queixo contra o peito durante um minuto. Em seguida, use as mãos para girar a cabeça para a direita e sustentá-la nessa posição durante um minuto. Volte ao centro e sustente a posição durante um minuto. Em seguida, gire a cabeça para a esquerda e mais uma vez para o centro, também por um minuto.
- Um estudo mostrou que 70 por cento das vítimas de enxaqueca tinham crises menos frequentes quando ingeriam a erva tanaceto. O cardo-mariano também é benéfico, já que melhora a função hepática.
- Não ignore a ocorrência frequente de dores de cabeça. Elas podem ser o sinal de algum problema de saúde. Se tiver experimentado vários métodos caseiros sem resultado, ou se suas dores de cabeça ficarem mais intensas e persistentes, procure um médico.

Dores

Dor nas articulações e problemas musculares são comuns antes, durante e depois da menopausa. A dor articular não é causada por lesões ou fadiga, mas pode estar relacionada às flutuações dos níveis hormonais. O colágeno é a proteína que liga todos os tecidos do corpo. Na menopausa, quando ele começa a enfraquecer, os músculos perdem volume, força e coordenação e as articulações ficam enrijecidas. A musculatura tende a ficar endurecida depois da atividade física e as articulações podem inchar, de modo que o movimento fica prejudicado. Se você incha e retém líquidos, também poderá sentir fisgadas e entorpecimento nas mãos.

Não é bom ignorar qualquer dor, já que um tratamento precoce muitas vezes consegue curá-la e evitar uma manifestação posterior de artrite. Repousar bastante, comer alimentos nutritivos — frutas e verduras, de preferência orgânicas — e evitar toxinas e estimulantes conhecidos são estratégias saudáveis para combater as dores articulares. As recomendações a seguir também podem ser úteis:

- Faça compressas quentes ou fique de molho na banheira com água morna durante 30 minutos, para aumentar o fluxo sanguíneo para os músculos. Experimente adicionar à água do banho um óleo essencial de valeriana. Antes de se deitar, também é bom mergulhar os pés em água quente com algumas gotas de óleo essencial de menta ou alecrim. Banhos e compressas com gengibre acalmam e aliviam as articulações inchadas e doloridas.
- Procure se exercitar todos os dias. Se você estiver sentindo muita dor, evite exercícios de alto impacto e prefira ioga, alongamento e caminhadas.

- Evite os analgésicos vendidos sem receita médica, a menos que seja absolutamente necessário. Os cremes de capsaicina podem ser úteis se forem aplicados várias vezes ao dia. Outros fitoterápicos que podem ajudar são a alfafa, o tanaceto e o salgueiro-branco. Ao contrário do que ocorre com a aspirina e a cortisona, essas ervas medicinais não têm efeitos colaterais se forem usadas com cuidado. A ervas também diferem dos medicamentos por fornecerem minerais que fortalecem os ossos, micronutrientes que reforçam o sistema imunológico e glicosídeos que nutrem o sistema endócrino. Os salicilatos encontrados na casca, nas flores e nas folhas do salgueiro, da bétula, da gaultéria, do álamo e do viburno (*Viburnum prunifolium*) têm sido usados há séculos para aliviar as dores das inflamações. Os esteroides encontrados nas raízes de muitas plantas como o inhame-mexicano, a salsaparrilha, o ginseng e a fátsia (*Echinopanax horridus*) também já se mostraram úteis para a aliviar a dor das articulações.
- Os botões da groselha-preta, ou cassis, macerados são um anti-inflamatório que pode ser um poderoso aliado das mulheres na pós-menopausa que tenham artrite, reumatismo, alergia, dores de cabeça e ondas de calor persistentes. Uma dose de 30-50 gotas pode ser usada até três vezes ao dia.
- Os ácidos graxos essenciais têm propriedades anti-inflamatórias. Uma colher de sopa de óleo de linhaça ou de óleo de prímula diversas vezes ao dia pode aliviar a dor após alguns dias. O uso regular desses óleos ajuda a prevenir dores articulares.

- Além dos fitoterápicos, a natação em água morna e a acupuntura podem aliviar muito as dores nas articulações.
- Preste atenção à postura: à forma como se senta, fica de pé ou carrega pesos. Procure reduzir a tensão nas costas e no pescoço. Quando ficar de pé, mantenha a cabeça elevada, a pélvis para a frente e o abdômen e as nádegas para dentro. Quando se sentar, apoie a coluna nas costas da cadeira e deixe os joelhos um pouco mais altos que os quadris. Quando carregar objetos, lembre-se de que bolsas pesadas exercem pressão nas costas, por isso, tente variar a posição do volume que está carregando.
- Se você costuma sentir dores agudas nas costas e no pescoço que não ocorrem somente em função do ciclo menstrual, consulte o médico para receber recomendações e exercícios que fortaleçam as costas.

Dores nos seios

Aumento de volume e dor nos seios, principalmente na semana que precede a menstruação, são reações normais causadas pela flutuação dos níveis hormonais. Porém quando as mulheres chegam aos 40 anos, esse desconforto pode evoluir para a mastalgia, condição em que os seios ficam duros e muito dolorosos. Uma crise de mastalgia pode durar até dez dias. As causas não são completamente conhecidas, mas é possível que essa condição patológica seja causada por uma sensibilidade incomum do tecido mamário à flutuação dos hormônios na menopausa.

Se você sente dores nos seios, talvez possa temer que se trate de um sintoma de câncer na mama. Na maioria dos casos, a mastalgia é benigna, mas é preciso procurar um médico e fazer uma mamografia para ter certeza. Experimente as recomendações a seguir:

- Se suas mamas estão sensíveis, procure usar um sutiã confortável, que dê bastante sustentação e não cause irritação no mamilo quando você se movimenta.
- Assegure-se de ingerir fitoestrógenos, encontrados em alimentos como a soja, o grão-de-bico e a lentilha.
- Reduza a ingestão de alimentos e bebidas que contenham cafeína. Já foi demonstrado que ela aumenta a sensibilidade nas mamas.
- Aumente a ingestão de fibras. Pesquisas mostraram a possível ligação entre a prisão de ventre e uma afecção mamária dolorosa chamada doença fibrocística da mama ou displasia mamária. Portanto, trate de beber bastante água e ingerir fibras suficientes para garantir a regularidade do funcionamento intestinal. Também pode ser útil acrescentar algumas sementes de linhaça ao seu cereal matinal. Contudo, não inclua farelo de trigo na sua dieta. Ele pode piorar a situação, porque contém substâncias chamadas fitatos, capazes de interferir na absorção de nutrientes importantes como o magnésio e o cálcio.
- Alguns estudos mostraram que a vitamina E reduz a dor e a sensibilidade na mama. Coma alimentos ricos em vitamina E, como a aveia, o óleo de girassol, os grãos integrais, o óleo de soja e as folhas verdes. Também pode ser interessante tomar um suplemento dessa vitamina durante alguns meses, como ponto de partida.

- Coma diariamente um pouco de iogurte com bactérias ativas. A sensibilidade na mama pode estar relacionada ao excesso de estrogênio e as bactérias benéficas presentes no iogurte podem ajudar a reabsorção dos hormônios velhos e aumentar a eficiência do funcionamento intestinal.
- Aumente a ingestão de ácidos graxos ômega 3. Foi demonstrado que essas gorduras, presentes no óleo de peixe, aliviam a dor nos seios e a retenção de líquidos. Tome cápsulas de óleo de peixe ou coma mais peixe, ou ainda acrescente sementes de linhaça ou de cânhamo às suas saladas e sopas.
- As vitaminas B são especialmente valiosas se você sofre de dores nos seios, porque ajudam o fígado a degradar o excesso de estrogênio. Aumente a ingestão de alimentos com vitamina B e avalie a possibilidade de tomar um suplemento de complexo B durante alguns meses.
- Estudos antigos mostraram que complementar a alimentação com óleo de prímula, que contém o ácido gama-linoleico, pode ajudar a reduzir o desconforto nas mamas, embora estudos mais recentes não tenham comprovado essa teoria. A dosagem sugerida é de 240 a 320mg por dia. Contudo, lembre-se de que, para fazer efeito, o óleo de prímula precisa ser tomado durante pelo menos três meses.
- Diversos óleos essenciais, como os de lavanda, menta e zimbro, podem estimular a drenagem linfática e ajudar a aliviar a dor nos seios, porque regulam os hormônios. Massageie os seios, colocando uma gota do óleo de sua preferência em uma colher de chá de

um óleo de base, como o de amêndoas ou de girassol, ou ainda coloque algumas gotas na água do banho.

- Um estudo francês verificou a eficácia da erva ginkgo biloba: mulheres com dor pré-menstrual nos seios que tomaram ginkgo biloba relataram sentir menos dor que aquelas que ingeriram um placebo. Outras ervas benéficas são o agnocasto, que equilibra os hormônios, e o cardo-mariano, que ajuda o fígado a processar o estrogênio com maior eficiência, eliminando o excesso desse hormônio. Consulte um fitoterapeuta.

Autoexame das mamas

Uma das melhores maneiras de proteger a saúde das mamas é fazer um autoexame pelo menos uma vez por mês. Siga os passos:

1. Deite-se e coloque uma almofada sob o ombro direito. A seguir, ponha braço direito embaixo da cabeça.
2. Usando os três dedos centrais da mão esquerda, massageie com as pontas dos dedos a mama direita. Verifique a presença de caroços ou anomalias. Você pode fazer um movimento circular, ou de cima para baixo. Não deixe de usar o mesmo movimento todos os meses.
3. Continue o movimento, estendendo-o para fora dos seios, até a axila.
4. Repita com o lado esquerdo.
5. Em seguida, repita o exame de pé, com um braço atrás do ombro enquanto examina cada seio. Ficar de pé ou sentada permite que se sinta com mais precisão a face externa da mama.

Autoexame das mamas (cont.)

6. Como precaução adicional, fique de pé em frente a um espelho e aperte cada mamilo. Veja se sai alguma secreção.
7. Observe se há depressões, regiões avermelhadas ou inchaço.

Se encontrar qualquer motivo de preocupação, marque uma consulta com seu médico. O importante é aprender o que é normal para você e relatar qualquer alteração. As alterações podem incluir:

- Qualquer caroço novo. Ele pode ou não se mostrar doloroso quando tocado.
- Áreas espessas de forma anormal.
- Qualquer mudança na pele do seio ou do mamilo, como um enrugamento ou depressão.
- Um aumento incomum de volume em um dos seios.
- Um seio anormalmente mais baixo que o outro.

Além de fazer o exame que acabamos de descrever, você também pode conferir os seios quando estiver no chuveiro. Os dedos ensaboados deslizam com facilidade sobre as mamas, aumentando a possibilidade de detectar alguma alteração. De pé no chuveiro, coloque um braço sobre a cabeça, e ensaboe levemente a mama daquele lado. Então, usando a superfície dos dedos, e não as pontas, movimente gentilmente as mãos sobre os seios, procurando cuidadosamente sentir qualquer caroço ou área mais espessa.

Desorientação e falta de coordenação

Estudos sugerem que a flutuação dos níveis hormonais pode deixar o indivíduo sem coordenação, com baixa concentração e desajeitado. Portanto é possível que você sinta que está mais propensa a acidentes e mais esquecida. Por exemplo, é possível que você precise ler e reler uma página para captar-lhe o sentido, ou que se surpreenda divagando quando precisa se concentrar. Lembre-se de que a culpa nem sempre é da menopausa. A dificuldade de concentração e a falta de focalização também podem estar associadas a alimentação incorreta, falta de exercícios, retenção de líquidos, sono insuficiente e estresse. As seguintes terapias naturais podem ajudar:

- Procure comer pequenas quantidades com frequência e cortar os estimulantes como a cafeína, a nicotina e o açúcar, para ter certeza de que seu sistema nervoso não está sendo sobrecarregado por excesso de adrenalina.
- Cuide para que sua alimentação tenha vitaminas B suficiente, em especial a B5, encontrada em alimentos como grãos integrais, arroz integral, pão de trigo integral, feijão, brócolis e tomate. Ela é essencial para o funcionamento adequado do sistema nervoso. Se a falta de coordenação for um problema real, procure reforçar seu polivitamínico tomando diariamente uma dose adicional de 50mg de vitamina B5.
- Assegure-se de ingerir uma quantidade suficiente de ferro, já que níveis baixos desse mineral estão associados a problemas de memória e falta de coordenação.

- Exercícios regulares também ajudam a nos manter alertas e eficientes, podendo ainda melhorar a concentração. Vinte minutos de caminhada acelerada ao ar livre todos os dias tonificarão tanto a mente quando o corpo.
- Aprenda uma técnica de relaxamento para dar ao sistema nervoso a oportunidade de se restaurar e descontrair. Apenas alguns minutos de relaxamento por dia são suficientes.
- Experimente alguns óleos essenciais para acalmar a mente e o corpo e reduzir o estresse prejudicial. Os óleos de erva-cidreira, lavanda e camomila têm efeito calmante, amenizando problemas que contribuem para a falta de coordenação.
- Pesquisas mostraram que o ginkgo biloba melhora a concentração, a memória e o tempo de reação. O ginkgo ajuda a conduzir o oxigênio para células nervosas do cérebro. Um estudo publicado no periódico *The Lancet* mostrou que essa erva melhora o fluxo sanguíneo para a cabeça. Se seu problema for a desorientação mental e/ou física, você pode experimentar um extrato de ginkgo por um período de três a quatro meses. Lembre-se de que as ervas medicinais precisam ser usadas diariamente durante algumas semanas para que se obtenha uma melhora.
- Pratique ioga e meditação para melhorar a concentração e a presteza mental. Enquanto estiver relaxada, experimente contar de cem até um, silenciosa e lentamente, o que estimulará os circuitos cerebrais. À medida que a sua concentração melhorar, conte a partir de 200, ou mesmo de 500.

- No cérebro, o que não é usado é perdido. Contrariando a crença popular, o poder do cérebro não diminui quando envelhecemos. Estudos mostram que é possível ter a mente tão ágil aos 60 anos quanto na adolescência. O segredo é usar o cérebro e mantê-lo ativo. Portanto, se você perceber que está ficando esquecida, mantenha a vitalidade do cérebro com novos interesses e desafios. Experimente fazer diariamente palavras cruzadas ou sudoku.

Fadiga

O cansaço ou fadiga é uma das queixas mais comuns das mulheres, antes e durante a menopausa. Todas as terapias naturais fornecidas neste livro ajudam a melhorar seu nível de energia, mas as seguintes providências podem ser especialmente benéficas:

- Tenha o cuidado de equilibrar a carga de carboidratos com alguma proteína de baixo teor de gordura, para evitar as oscilações na taxa de açúcar, que causam fadiga. Na verdade, a melhor maneira de combatê-la e de aumentar a energia é equilibrar os níveis de glicose no sangue.
- Intensifique sua rotina de exercícios, pois as mulheres que praticam exercícios regularmente costumam se sentir mais energizadas que as sedentárias.
- Coma alimentos com alto teor de potássio e magnésio, que combatem a fadiga. As principais fontes desses minerais são as frutas, as folhas verdes, as nozes, as sementes e o feijão. Você também precisa ingerir ferro suficiente. Entre os alimentos ricos em ferro estão: germe de trigo, frutas secas, crustáceos,

sardinha, e ainda as frutas, legumes e verduras vermelhos ou verde-escuros. Se você for vegetariana, talvez precise tomar suplementos.
- As vitaminas do complexo B são muito importantes para quem sente cansaço, já que um dos sintomas de deficiência das principais vitaminas B é a falta de energia.
- A coenzima Q-10, presente em todo o tecido humano, é um catalisador vital para a produção de energia, e a deficiência dessa substância causa cansaço. As fontes alimentares de Q-10 incluem peixes, vísceras (fígado, coração, rins) e germe de grãos integrais. Também pode ser interessante tomar 30mg diários dessa coenzima durante três meses.
- O gengibre aumenta os níveis de energia. Use gengibre fresco na alimentação como um estimulante rápido. A canela é outra especiaria que aumenta a energia.
- Os óleos para aromaterapia, tais como o de manjericão e o de alecrim, aliviam a fadiga física e mental. Ambos são estimulantes e restauradores. Experimente adicionar algumas gotas à água do banho ou usá-los em um vaporizador.
- Se a fadiga persistir, é recomendável fazer um check-up para verificar problemas como hipertensão, diabetes, candidíase, distúrbios da tireoide, anemia e alergia alimentar. Consulte um médico.

Arqui-inimigos da fadiga

Uva: O valor da uva para aumentar a energia resulta de seu alto teor de magnésio, essencial para a produção de energia. A deficiência desse mineral é associada à fadiga e à fraqueza muscular.

Sementes de cânhamo: Essas sementes são carregadas de ácidos graxos essenciais (AGEs), necessários à produção de energia. Os AGEs são necessários para a síntese das prostaglandinas, substâncias semelhantes a hormônios, de grande importância para a queima das gorduras e o vigor.

Brócolis: As vitaminas do complexo B e os nutrientes geradores de energia, como o magnésio e o ferro, podem ser encontrados em vegetais frescos (de preferência crus) tais como brócolis, aspargo e espinafre. As deficiências de vitamina B, magnésio e ferro estão associadas à falta de energia. O brócolis também é uma boa fonte da coenzima Q10.

Brotos de grãos: Quando as sementes brotam, seu valor nutricional aumenta. O resultado é um superalimento estimulante. Os brotos ajudam a melhorar, revitalizar, fortalecer, regenerar e ampliar a condição humana. Eles contêm uma alta concentração de antioxidantes, que combatem o envelhecimento e a fadiga, e todos os microminerais, proteína, enzimas e fibra.

Inhame: O inhame é repleto de nutrientes que aumentam a energia: cálcio, para fortalecer os ossos; magnésio e potássio, para produzir energia; ácido fólico e vitamina C, que é antioxidante e melhora a imunidade. Os carboidratos complexos e as fibras contidos no inhame também têm efeito estabilizante do açúcar no sangue, garantindo um fornecimento constante de energia ao longo do dia.

Inchaço

As flutuações hormonais que ocorrem durante a menopausa fazem os rins reterem água e sal e, por essa razão, você se sentirá inchada e pesada. A região em torno dos olhos pode parecer estufada, o que também é consequência da retenção temporária de água. Os medicamentos vendidos sem receita não são aconselháveis, já que retiram nutrientes valiosos de seu corpo; mas se você retém líquidos, existem recursos que podem fazê-la melhorar:

- Reduza a ingestão de sal. Use menos sal quando cozinhar, procure identificar o sal escondido nos alimentos e busque outras maneiras de acentuar o sabor, como usar ervas e especiarias.
- Aumente a ingestão de líquidos. Você precisa beber mais líquidos, e não menos, para ajudar o corpo a diluir o sal dos tecidos, eliminando-o. Procure beber pelo menos dois a três litros de água por dia.
- Reduza a quantidade de cafeína em sua dieta. A cafeína é um diurético, mas não diminui o inchaço porque prejudica a eliminação do excesso de sal e de toxinas do corpo.
- Assegure-se de incluir na alimentação vitaminas B em quantidade suficiente, principalmente a vitamina B6, encontrada na banana, nas carnes magras, nos peixes, nozes, sementes e grãos integrais. Essa vitamina é um remédio comprovado para a retenção de líquidos.
- Coma alimentos que diminuam naturalmente a retenção de líquidos, como os aspargos, o vinagre de cidra, o broto de alfafa e as flores de dente-de-leão. Alimentos ricos em potássio diminuirão o nível de

sódio do corpo, já que os dois minerais se equilibram. Consuma banana, damasco, feijão-preto, lentilha, tomate, folhas verdes e frutas frescas.
- Mantenha o nível de açúcar no sangue equilibrado. Quando o nível de glicose cai, o corpo libera adrenalina para remover rapidamente o açúcar das células e levá-lo para a corrente sanguínea. Quando o açúcar deixa as células, é substituído por água, o que contribui para a sensação de inchaço.
- Mexa-se. Exercícios moderados farão você suar, acelerando o transporte de água pelo corpo.
- Estudos da University of Reading mostraram a surpreendente eficácia do produto Colladeen, uma mistura de extratos de semente de uva, mirtilo e oxicoco, para aliviar o inchaço.
- Os óleos de aromaterapia podem melhorar o inchaço. Adicione erva-doce ou camomila à banheira de água quente e relaxe ali durante 20 minutos para obter um efeito mais acentuado. Também é possível usar o zimbro como óleo para massagem.
- Dente-de-leão e salsa são ervas diuréticas que equilibram os hormônios e permitem que os líquidos sejam eliminados sem perda de nutrientes.
- Coloque os pés para cima se seus tornozelos costumam inchar. Use meias elásticas para reduzir o desconforto.
- O inchaço com distensão abdominal pode ser causado por constipação e/ou diverticulite, uma afecção em que pequenas bolsas de tecido se projetam para fora dos intestinos. O alimento pode se alojar nesses espaços e fermentar, produzindo grandes

bolsas de gás. Se você sofrer de prisão de ventre, veja mais adiante a seção sobre problemas digestivos. Consulte um médico se houver suspeita de diverticulite, caso em que é muito comum acordar pela manhã com o abdômen reto e vê-lo ficar consideravelmente intumescido com o passar do dia.

Alimentos para combater o inchaço

Azeite de oliva: Esse óleo promove a absorção geral de nutrientes, ajudando o sistema digestivo a funcionar com mais eficiência. Ele pode contribuir para reduzir o inchaço por ser bem tolerado pelo estômago, graças a seu alto teor de ácido oleico. O esfíncter, que separa o estômago do esôfago, é menos afetado pelo azeite de oliva que por qualquer outra gordura, o que implica menos indigestão, acidez e inchaço. Duas colheres de sopa de azeite de oliva tomados pela manhã, em jejum, também exercem um efeito positivo sobre a prisão de ventre crônica, outra causa de inchaço.

Iogurte de soja: A *Lactobacillus acidophilus* é uma das bactérias benéficas que vivem nos intestinos. Quando são ingeridas, elas vão para os intestinos e tomam o lugar das bactérias prejudiciais que podem causar sintomas como inchaço e cólicas por formação de gases. É importante procurar iogurtes que contêm cultura ativa, já que muitos tipos de iogurte são aquecidos antes de comercializados para matar as bactérias. Para quem tiver intolerância a laticínios ou preferir não ingeri-los, muitas lojas de produtos naturais oferecem iogurtes de soja muito saborosos.

Alimentos para combater o inchaço (cont.)

Grãos integrais: Eles contêm grande variedade de vitaminas e sais minerais, além das fibras que promovem a saúde. A fibra previne a prisão de ventre, o inchaço e os gases porque adiciona volume, ajudando tudo a se mover com mais facilidade pelos intestinos. Os grãos integrais não só aliviam a pressão e a dor causadas pela prisão de ventre, mas também ajudam a alimentar as bactérias benéficas presentes no intestino, protegendo contra os gases e o inchaço. Durante o dia, coma alimentos com alto teor de fibra, tais como morango, mirtilo, damasco seco e ameixa seca. Tenha o cuidado de não começar a ingerir as fibras muito depressa, para não se sentir ainda mais inchada que antes. O corpo precisa de tempo para se acostumar a processar essa carga aumentada.

Banana: O inchaço também pode ser aliviado pela vitamina B6, um diurético natural. Entre os alimentos saudáveis ricos em vitamina B6 temos a banana, a alfafa, a lentilha, os peixes gordurosos, os derivados de soja, as nozes e sementes cruas, as folhas verdes, o centeio, a carne de peru, a aveia e o arroz integral.

Chá de erva-doce: Também é bom tomar de vez em quando uma xícara de chá de erva-doce. Prepare uma infusão com uma colher de sopa ou mais de erva-doce e tome várias xícaras por dia. O sabor da erva-doce lembra o do alcaçuz, e ela tem propriedades carminativas* e antiespasmódicas, sendo especialmente indicada para o inchaço. Também é uma erva medicinal muito segura, que pode ser usada diariamente.

---

* Reduzem a flatulência. (*N. da E.*)

Insônia

Durante os anos da menopausa, os problemas do sono são comuns. Eles são causados por sensações de calor vulcânico, calafrios árticos e tempestades poderosas de emoção. Algumas mulheres têm o sono inquieto, acordam cedo, saem para caminhar e mais tarde precisam de um cochilo. Outras se sentem tão tensas quando se deitam que não conseguem mergulhar no sono e acordam irritadas e com o corpo dolorido.

As mulheres que têm um nível normal de estrogênio caem no sono com mais facilidade que aquelas que não têm. As primeiras passam mais tempo no estágio profundo de sonho e acordam mais descansadas. Sonhar é importante para que nos sintamos restauradas. Sem estrogênio, ainda é possível dormir, mas tendemos a acordar nos sentindo menos renovadas. Antes de correr para o médico em busca de pílulas para dormir, experimente os seguintes recursos comprovados de autoajuda:

- Para aumentar suas chances de ter uma boa noite de sono, é preciso programar o relógio fisiológico. Crie uma rotina noturna, deitando-se à mesma hora todas as noites. Leia ou ouça música, e depois vá se deitar. Se tiver dificuldade para pegar no sono, deixe um diário ao pé da cama, já que a criatividade costuma emergir nas horas mortas da madrugada.
- Embora um jantar copioso cause sonolência, ele também prolonga a digestão, o que interfere em uma boa noite de sono. É melhor ingerir a maior refeição do dia antes do meio da tarde e comer algo leve no jantar. Inclua um pouco de frango, carne bovina magra ou peixe, para evitar ataques à geladeira no meio da noite.

- Os pratos temperados com alho, pimenta-malagueta ou qualquer outro tempero picante podem causar azia ou indigestão e dificultar o sono. Evite comidas muito temperadas no jantar. Ingerir alimentos que formam gazes ou comer muito depressa também pode causar desconforto abdominal, o que por sua vez interfere no sono profundo. Coma alimentos que formam gases somente durante a manhã e mastigue completamente a comida para evitar engolir ar.
- O aminoácido triptofano, encontrado na soja, na carne de peru e no amendoim, ajuda o cérebro a produzir a serotonina, um composto químico que ajuda a relaxar. Antes de dormir, experimente beber um pouco de leite de soja ou comer uma fatia de torrada integral com manteiga de amendoim.
- Evite a cafeína. Mesmo pequenas quantidades podem afetar o sono. Procure eliminar todas as bebidas que contenham cafeína. Se após duas semanas sem ingerir cafeína você perceber que dorme melhor, evite-a permanentemente. Depois do período de duas semanas você pode tentar adicionar uma ou duas xícaras de bebida cafeinada, mas torne a cortá-la se os problemas de sono voltarem a ocorrer. Um chá morno de ervas como a camomila pode acalmar e relaxar, além de dar uma sensação de satisfação que pode facilitar o sono.
- A princípio o álcool causa sonolência, mas o sono será menos profundo e você acordará sentindo-se exausta. Isso acontece porque as bebidas alcoólicas suprimem a fase do sono conhecida como REM (do movimento rápido dos olhos), durante a qual a

maior parte dos sonhos acontece. Menos tempo de sono REM está associada ao descanso intermitente e inquieto. Uma taça de vinho no jantar deve ser o limite, e procure não tomar bebidas alcoólicas nas três horas antes de se deitar.

- Um copo de leite quente ao deitar muitas vezes ajuda, graças à ação do cálcio sobre o sistema nervoso.
- Evite fazer exercícios vigorosos à noite, embora um alongamento suave ou uma caminhada relaxante possam melhorar as chances de ter uma boa noite de sono.
- A lavanda é um remédio conhecido para o sono. Experimente usar um travesseiro de lavanda ou pingue algumas gotas de óleo essencial de lavanda numa bola de algodão ou num lenço e coloque-o dentro da fronha. Um banho com lavanda antes de dormir pode ser relaxante. Acrescente um punhado de flores secas ou algumas gotas do óleo essencial em um óleo base. Também se pode esfregar algumas gotas nas mãos e colocá-las contra o nariz durante alguns minutos, respirando profundamente.
- Já se verificou que a palha de aveia alivia a fadiga e a fraqueza, principalmente quando existe um componente emocional. Acalmando o sistema nervoso, ela pode tornar o sono mais repousante. É considerada um vegetal refrescante e nutritivo, que reduz os suores noturnos, a ansiedade e as dores de cabeça. Uma xícara de infusão antes de dormir, ou o uso de um travesseiro de casca de aveia podem levar a um sono restaurador.
- O chá de urtiga nutre as glândulas suprarrenais, resultando em menos interrupções do sono. Experi-

mente usar uma xícara ou mais, quatro vezes por semana.
- A erva-de-são-joão é um auxiliar suave do sono. Experimente tomá-lo adicionando uma gota de seu chá em uma xícara de chá de lúpulo ou erva-cidreira.
- O maracujá é um antigo remédio contra a insônia nervosa e a histeria, a inquietação e a dor de cabeça. Para aliviar a falta de sono habitual, tome antes de dormir 15-60 gotas de extrato da planta na floração.
- A raiz de valeriana é usada há séculos para induzir o sono. Outras plantas com efeito sedativo são a erva-dos-gatos e a camomila.

Menstruação irregular

A jornada em direção à menopausa é tipicamente acompanhada de alterações na menstruação. O ciclo se torna errático, grandes coágulos podem ser eliminados durante a menstruação ou é possível ainda que ocorram sangramentos inesperados. Esses sintomas começam a ser experimentados após os 35 ou 40 anos.

- Se a quantidade de sangue for a mesma de sempre, mas o padrão do ciclo parecer estranho... isso é a menopausa.
- Se o ciclo for o habitual, mas a quantidade de sangue for diferente... isso é a menopausa.
- Se a menstruação falhar um mês, mas vier com toda a força algumas semanas depois... isso é a menopausa.

Escute seu corpo. Você se tornará capaz de ver a diferença entre as "anomalias" normais da menopausa e um sangramento realmente anormal, que peça atenção e tratamento. Converse com outras mulheres. Mantenha um relatório. É possível que você encontre certa regularidade dentro de suas irregularidades.

Antes de qualquer medida, a Dieta da Menopausa e o método de desintoxicação ajudarão você a equilibrar os hormônios e amenizarão problemas menstruais. As seguintes dicas também podem ser úteis:

- Algumas ervas que produzem progesterona e equilibram os hormônios podem ser utilizadas quando as menstruações forem muito frequentes na menopausa: frutos de agnocasto (Vitex), raízes de salsaparrilha, raízes de cará-silvestre e flores e folhas de mil-folhas.
- As seguintes ervas que produzem estrogênio e equilibram os hormônios podem ser utilizadas quando a menstruação for escassa, precoce ou irregular: alfafa e trevo-vermelho (flores/folhas), lúpulo (as flores femininas), alcaçuz (raízes), sálvia (folhas), rosa-mosqueta (frutos e brotos), romã (sementes) e qualquer erva que contenha flavonoides.
- Lembre-se de que a menstruação irregular ou com falhas também é um sintoma de um desequilíbrio hormonal comum nas mulheres (que afeta uma em dez), chamada síndrome do ovário policístico (SOP). Se você suspeitar de que tem SOP, consulte um médico para discutir suas opções e o modo de tratamento.

A síndrome do ovário policístico (SOP)

Os médicos desconhecem o que causa a SOP, embora muitos suspeitem de que a síndrome possa ser de origem genética. Também é possível que haja um problema na maneira pela qual o corpo usa o açúcar do sangue (glicose). Os hormônios que controlam os ovários e a menstruação podem tornar-se anormais, causando o desenvolvimento de pequenos cistos.

Mulheres no período reprodutivo podem ter a SOP. Ela costuma começar na adolescência e não desaparece sequer na menopausa. Em geral, as mulheres com essa síndrome têm menstruação irregular. Em algumas, depois de algum tempo a menstruação cessa. Mulheres com SOP também podem ter dificuldade para engravidar.

Aproximadamente 70 por cento das mulheres com SOP têm excesso de pelos na região das costeletas, no queixo, sobre a parte superior dos lábios, em torno dos mamilos, no peito, no abdômen e nas coxas. Elas também têm acne. Mais ou menos metade tem obesidade. Muitas mulheres apresentam uma afecção chamada resistência à insulina, na qual surgem problemas na regulação do açúcar no sangue, o que pode dificultar-lhes a administração do peso. E outras com SOP não manifestam nenhum sintoma.

Se você suspeita de sofrer dessa síndrome, é importante consultar um médico, já que ela aumenta o risco de infertilidade, diabetes e doenças cardiovasculares. Testes sanguíneos que verifiquem os níveis dos hormônios ajudam a diagnosticar essa afecção, e um exame de ultrassonografia mostra se você tem cistos nos ovários.

> ### A síndrome do ovário policístico (SOP) (cont.)
>
> Em muitos estudos, a redução do peso, dieta, mudanças no estilo de vida e fitoterápicos, principalmente o agnocasto, revelaram-se extremamente eficazes para mulheres com SOP. A medicina também ajuda os casos de menstruação irregular, infertilidade, crescimento anormal de pelos e acne. Consulte o médico.

- Menstruação abundante (sangramento excessivo) é uma irregularidade típica em mulheres na menopausa ou perimenopausa. Esse fenômeno é uma reação à variação dos níveis dos hormônios, principalmente a progesterona. O sangramento excessivo, no entanto, pode estar associado a outros problemas de saúde como tumores fibroides ou cistos ovarianos, portanto é bom consultar o médico se uma menstruação durar mais do que o dobro do que aquela que foi considerada a mais longa, ou se houver dor persistente na região lombar ou pélvica.
- Alimentos ricos em fitoestrógenos ajudam a aliviar o sangramento excessivo, porque controlam o estrogênio e previnem a formação de excesso de tecido no revestimento do útero. Alimentos ricos em vitamina A, B, C e zinco também são úteis, porém o mais importante é ter certeza de estar ingerindo a quantidade suficiente de ferro. Peça ao médico para verificar se você está anêmica. Você também deve pensar em incluir em sua alimentação algumas ervas ricas em ferro. Experimente as folhas de dente-de-leão, sementes de cardo-mariano, equinácea e hortelã. O melhor é comê-las nos dias em que estiver sangrando abun-

dantemente. Ácidos graxos essenciais também podem controlar o sangramento excessivo.
- Evite tomar café, pois ele aumenta o fluxo menstrual, e não tome chá preto ou bebidas gasosas durante as refeições, pois isso reduz a quantidade de ferro absorvida pelo organismo.
- O agnocasto é a melhor erva para regular o ciclo menstrual. Quando usada com regularidade, ela age sobre a hipófise, liberando os hormônios que regulam a função ovariana. A alquemila é outra erva geralmente recomendada para sangramento abundante ou hemorragia.
- Os herboristas chineses recomendam a canela para manter os ciclos menstruais regulares e reduzir o sangramento. Se você estiver com hemorragia, beba uma xícara de infusão ou mastigue um bastão de canela, ou tome 5 a 10 gotas de extrato de canela uma ou duas vezes ao dia.
- Considera-se que aplicar, a cada 15 minutos, um minuto de pressão sobre os pontos de acupressura é um recurso que ajuda a aliviar problemas como o sangramento excessivo. Um desses pontos está localizado acima do centro do lábio superior (embaixo do nariz) e o outro fica no alto da cabeça.
- Evite tomar aspirina, Midol* ou doses elevadas de vitamina C ou E, já que esses medicamentos afinam o sangue (tal como a cumarina) e podem aumentar o sangramento.
- Evite também usar ervas que afinem o sangue, tais como trevo-vermelho, alfafa, Galium, aparine, poejo, casca de salgueiro e gaultéria.

---

* Medicamento para problemas menstruais que contém paracetamol, cafeína e maleato de pirilamina. (*N. da T.*)

Tensão pré-menstrual (TPM)

Se você já sofreu de TPM, é possível que experimente sintomas mais intensos quando a menopausa se aproximar: fadiga, ansiedade, acessos de choro, retenção de líquidos, problemas de pele e insônia. Se achar que as variações de humor estão relacionadas à TPM, poderá confirmar essa suspeita fazendo um mapa dos sintomas durante três meses; se as alterações de humor ocorrerem nas duas semanas anteriores à menstruação, a causa é a TPM; porém, se elas ocorrerem em outras fases do ciclo, não estarão relacionadas a ela.

- Para melhorar a tensão pré-menstrual, melhore sua alimentação seguindo as orientações da Dieta da Menopausa e do método de desintoxicação, que equilibram os hormônios.
- Flutuações do nível de açúcar no sangue podem piorar a TPM, portanto procure comer com frequência quantidades pequenas de alimentos, não deixando que se passem mais de três horas entre refeições e lanches. Você também deve evitar os carboidratos refinados, preferindo os carboidratos complexos encontrados nos grãos e farinhas integrais.
- Diversos estudos mostraram a eficácia da vitamina B6 na TPM. Também foi demonstrado que mulheres com essa síndrome têm níveis de magnésio e zinco mais baixos que o normal, portanto é aconselhável que você tome um suplemento desses minerais durante três meses, para ver se observa alguma diferença.
- A erva agnocasto tem sido amplamente estudada em associação com a TPM. Ela se mostrou extremamente útil para normalizar o equilíbrio dos hormônios.

> **Tensão pré-menstrual (TPM) (cont.)**
>
> - Praticar exercícios físicos, de preferência ao ar livre, é importante para a saúde em geral e para eliminar os sintomas da TPM.
> - Tome cuidado com o estresse, pois ele agrava os sintomas da TPM.
> - Uma terapia natural bastante recomendada é o óleo de prímula. Outras terapias naturais, como a acupuntura, a homeopatia e a reflexoterapia podem se mostrar úteis. Os aromaterapeutas recomendam os óleos calmantes e equilibradores de ylang ylang, lavanda e capim-limão, que podem ser adicionados ao banho quente.

Ondas de calor (fogacho)

As ondas de calor são um dos sintomas mais comuns e mais desconfortáveis da menopausa, porém a frequência e a gravidade do problema podem variar de uma mulher para outra. Elas ocorrem porque o cérebro decide que o corpo está superaquecido e faz o possível para refrescá-lo. As alterações hormonais durante e após a menopausa também podem estar envolvidas.

Durante o fogacho, ondas de calor percorrem o corpo (e, em geral, o rosto), causando rubor e transpiração abundante. O rubor pode surgir na forma de manchas de avermelhadas ou ser difuso, e a transpiração pode ser leve ou copiosa. Uma onda de calor pode durar de alguns segundos a 4 ou 5 minutos; em algumas ocasiões chega a alcançar 15 minutos, porém raramente dura mais que uma hora. A transpiração pode ser tão profusa que o suor chega a escorrer pelo rosto, pescoço e costas, sendo ainda possível haver palpitações. As seguintes medidas podem reduzir esses sintomas:

- Documente suas ondas de calor, a fim de evitar situações ou alimentos que possam provocá-las. Entre os fatores que comprovadamente precipitam o fogacho estão:
  - Alimentos picantes (pimenta-malagueta, gengibre, pimenta-do-reino)
  - Alimentos ácidos (picles, frutas cítricas, tomate)
  - Bebidas quentes
  - Cafeína (café, chá preto, refrigerantes à base de cola, chocolate)
  - Bebidas alcoólicas, inclusive vinho e cerveja
  - Açúcar branco
  - Gordura hidrogenada ou saturada (carne bovina, margarina)
  - Estresse
  - Clima quente
  - Banhos quentes e sauna
  - Tabaco ou maconha
  - Atividade física intensa, especialmente sexo
  - Raiva, principalmente se não for possível manifestá-la
- Não use tecidos sintéticos e evite roupas com golas altas e mangas longas. Busque maneiras de se refrescar: mantenha perto de você uma garrafa de água gelada ou use um leque.
- Os exercícios físicos diminuem as ondas de calor porque reduzem a quantidade circulante do hormônio luteinizante e do hormônio folículo-estimulan-

te, nutrem o hipotálamo e melhoram os níveis de endorfina (que caem bruscamente durante o fogacho). Apenas 20 minutos de exercícios, cinco vezes por semana, podem reduzir significativamente as ondas de calor.
- As ondas de calor roubam do corpo as vitaminas B e C, magnésio e potássio. O uso regular de infusões de trevo-vermelho e de palha de aveia ajuda a repor esses nutrientes. Eles também podem ser extraídos dos alimentos ou tomados como suplemento.
- As pesquisas descobriram que a vitamina C e os bioflavonoides fortalecem os capilares e são capazes de melhorar o fogacho. Na maioria das lojas de produtos naturais podem ser encontrados suplementos que combinam vitamina C com bioflavonoides. Procure suplementos cujas cápsulas contenham de 500 a 1.000mg de vitamina C e de 200 a 500mg de bioflavonoides.
- Os óleos essenciais de manjericão e tomilho melhoram as ondas de calor se forem inalados, utilizados no banho, massageados nos pés ou misturados a um óleo de massagem. Para ter um remédio sempre à mão contra as ondas de calor, pingue algumas gotas de um óleo essencial ou colônia em um lenço de papel ou bola de algodão e envolva-o em filme plástico. Quando vier a onda de calor, abra o plástico e aspire o perfume para obter um alívio instantâneo.
- A erva dong quai se mostrou muito útil para os problemas da menopausa, como as ondas de calor. Também foi relatado que ela ajuda a aliviar o desconforto mental e emocional.

- Foi demonstrado que o agnocasto afeta a função da hipófise e tem muitos usos, principalmente para regular as ondas de calor e a tontura. Testes preliminares mostraram que o extrato de pólen é um remédio promissor.
- Em algumas mulheres, a acupuntura ajuda a aliviar as ondas de calor.

Palpitações

Durante os anos da menopausa, ritmos cardíacos de até 200 batimentos por minuto podem acompanhar as ondas de calor. Essas palpitações não indicam necessariamente doença cardíaca. Elas são causadas por um desequilíbrio eletrolítico consequente da perda de líquidos, ou ainda por exercícios pesados ou emoções fortes.

- Respirar devagar e profundamente durante um período de 2 a 5 minutos em geral faz os batimentos cardíacos ficarem lentos e regulares.
- Quando começar uma palpitação, principalmente se for num ritmo rápido e regular, experimente deitar-se no chão e elevar as pernas e os pés. Aproxime os quadris de uma parede e apoie os pés nela. Isso faz o sangue descer para o coração e o ritmo cardíaco voltar ao normal. Converse com seu médico antes de tentar esse recurso.
- Os óleos de peixe e os ácidos graxos ômega 3 foram mais estudados do que qualquer outro suplemento com relação à arritmia cardíaca. Os óleos de peixe estabilizam as membranas celulares cardíacas.
- As infusões ricas em minerais, feitas de suco de uva fresco, orgânico (ou simplesmente comer uvas), fo-

ram consideradas eficazes para palpitações causadas pelas ondas de calor e por suores noturnos.
- O chá de raiz de valeriana pode fazer um coração disparado bater mais lento e calmo.
- Diz-se que a essência de rosas acalma e regulariza o ritmo do coração.
- Lembre-se de que depois da menopausa as doenças cardíacas se tornam tão comuns nas mulheres quanto nos homens. Se você tiver outros sintomas, como tontura, dor de cabeça ou turvação da visão, verifique a pressão sanguínea, pois talvez você tenha hipertensão — uma precursora dos problemas cardiovasculares.

Pele, unhas e olhos

Os baixos níveis de estrogênio da menopausa podem causar alterações na pele, nas unhas e nos olhos. A razão para essas mudanças pode ser o enfraquecimento das fibras de colágeno e da proteína elastina, que dão força e flexibilidade aos tecidos conjuntivos. Uma das alterações que mais incomoda é o aparecimento de rugas no rosto. O enfraquecimento dos terminais nervosos da pele pode levar a um estado chamado formigação — coceira ou agulhadas intensas que provocam uma sensação semelhante à de insetos caminhando sobre a pele.

Outras alterações que podem ser causadas pela deficiência de colágeno são:

- Pele: ressecada ou oleosa, com escamações, tendendo a formar hematomas, com cicatrização lenta, apresentando manchas marrons e veias proeminentes.

- Unhas: quebradiças, com manchas brancas.
- Olhos: olheiras, veias vermelhas nos cantos dos olhos, pequenas manchas amareladas de gordura na parte branca.
- Cabelos: sem brilho, secos, oleosos, com pontas duplas, caindo, com caspas.
- Gengivas: que sangram ou doloridas, mau hálito
- Boca: com rachaduras nos cantos

As seguintes dicas simples podem ajudar a proteger a pele, as unhas e os olhos:

- Assegure-se de comer alimentos ricos nas vitaminas A, B, C e E, e ainda em zinco, magnésio, ferro e cálcio.
- Beba muita água para manter a bexiga, a pele e os cabelos saudáveis.
- Alimentos ricos em enxofre como o ovo, a cebola e o iogurte com bactérias *Bifidus* e *Acidophilus* ajudam a reequilibrar a flora intestinal e podem prevenir inflamações na pele.
- Fazer exercícios regularmente, principalmente ao ar livre, é útil porque promove o equilíbrio hormonal e um fluxo saudável de sangue para o rosto, o que ajuda a remover as toxinas.
- Use uma quantidade mínima de maquiagem e limpe completamente a pele com um produto de beleza suave, que não seja adstringente. Cremes de limpeza ou loções tônicas com álcool removem os óleos naturais da pele, fazendo com que ela reaja produzindo mais óleo, o que aumenta a probabilidade de formação de cravos. Evite usar sabonete. Nunca dei-

xe a maquiagem na pele durante a noite e prefira produtos hidratantes sem óleo — procure no rótulo a expressão "não comedogênico". Prefira usar um pó facial que não seja compacto e opte pelo blush em pó, em vez do cremoso.

- É importante esfoliar a pele pelo menos duas vezes por semana, a menos que você sofra de acne. A esfoliação ajuda a renovar a pele, melhorando-lhe a elasticidade, o que a faz parecer mais jovem.
- Se observar uma sensação de agulhadas no rosto, primeiro verifique se não se trata de uma reação alérgica a algum alimento ou substância que tenha entrado em contato com a pele, como sabão em pó. Caso contrário, um dos seguintes recursos pode diminuir o desconforto:

  - Experimente usar um creme com cortisona ou uma loção como a de calamina.
  - Fazer compressas frias ou passar na pele uma toalha molhada com leite e água pode ajudar.
  - A coceira na pele piora com o estresse. Por que não fazer uma massagem relaxante?
  - Aplique sobre a pele uma toalha macia embebida em chá de camomila frio.
  - Evite coçar a pele; quando sentir coceira intensa, adote estratégias de respiração e relaxamento.
  - Mantenha as unhas curtas, lixadas e limpas.

- O óleo de prímula pode aliviar a coceira associada com a pele seca. Alguns fitoterapeutas prescrevem o uso de lavanda por via oral em casos de pele seca.

- Proteja a pele do sol. Quando sair em dias ensolarados, utilize um bloqueador solar. Se puder, só se exponha ao sol nas primeiras horas da manhã ou no final da tarde.
- Tenha um cuidado especial com as unhas. A cada dois meses vá à manicure para tratar as unhas das mãos e dos pés.
- Manchas brancas nas unhas podem indicar uma deficiência de zinco ou de proteína, portanto aumente a ingestão de alimentos ricos nesses nutrientes, comendo nozes, sementes e peixes gordurosos.
- Se tiver olheiras, adote uma dieta saudável e procure fazer exercícios físicos e dormir bastante. Não se tem conhecimento assegurado é muito claro por que a carência de sono resulta em olheiras, mas todos nós já vimos isso acontecer. Para começar, o sono deficiente tende a tornar a pele mais pálida (aumentando, portanto, a aparência enegrecida sob os olhos) e a prejudicar a circulação. Também se acredita que passar muito pouco tempo deitado pode ser o motivo. Determine sua necessidade de sono (costuma variar entre sete e nove horas por noite) e procure dormir esse número de horas regularmente durante algumas semanas, para ver se há melhora. Lembre-se de que bebidas alcoólicas e medicamentos podem afetar a qualidade do sono.
- Lave o rosto com água fria pela manhã ou quando estiver inchado. A água fria irá causar a constrição dos vasos sanguíneos, reduzindo a inchação.

- Diariamente, coloque sobre os olhos saquinhos de chá frios ou fatias de pepinos. Já foi demonstrado que o tanino contido nos saquinhos de chá reduz a inchação e o desbotamento; há muito se usam fatias de pepino para reduzir o edema e melhorar a aparência da pele em torno dos olhos. Deite-se, de preferência pela manhã, e coloque fatias frescas de pepino ou saquinhos frios e úmidos de chá cafeinado sobre os olhos durante mais ou menos 10-15 minutos. (Você pode deixar os saquinhos de chá na geladeira durante a noite, de modo que estejam prontos pela manhã.) Mantenha os olhos fechados.
- Use um creme para a região dos olhos que contenha vitamina K e retinol. As olheiras podem ser causadas por uma deficiência de vitamina K. Estudos recentes mostraram que em muitos pacientes os cremes para a pele que contêm esses dois ingredientes reduzem significativamente o edema e a alteração da cor. Seu uso diário e prolongado parece alcançar os melhores resultados.
- Evite coçar os olhos. Olhos avermelhados e irritados geralmente são consequência de alergias, mas nem sempre. O ato de coçar irrita a pele e pode romper os minúsculos capilares sob a epiderme, causando edema e alteração da cor da pele.

Alimentos antirrugas

Quando se trata de nutrir a pele, a melhor maneira é agir de dentro para fora.

Amêndoa: contém ácidos graxos essenciais, que ajudam a manter a pele macia e hidratada. É perfeita para prevenir pescoços enrugados e pele escamada.

Abacate: por conter uma miríade de nutrientes e vitaminas, o abacate ajuda a hidratar, esfoliar e nutrir a pele. É uma fruta muito rica em vitamina E um antioxidante essencial que combate o envelhecimento e ajuda a proteger a pele da ação dos radicais livres. Os profissionais da estética também consideram a vitamina E um ingrediente essencial nos tratamentos para reduzir a aparência envelhecida.

Brócolis: Contém sulforafano, um composto ativo que pode ajudar a reparar a pele danificada pelo sol, evitando que toxinas prejudiciais reajam com as células da pele. O brócolis também é uma grande fonte de vitamina A, que dá brilho aos olhos.

Cereja, mirtilo, amora e uva: todas essas frutas contêm antocianina, um antioxidante que permite à pele receber, por meio dos vasos sanguíneos que irrigam o rosto, nutrientes que ajudam a evitar o queixo duplo.

Kiwi: o teor de cobre do kiwi ajuda a melhorar a textura e a coloração da pele, além de aumentar a produção de colágeno.

Aveia: a aveia contém o micromineral ácido silícico, usado na construção das células esponjosas situadas entre as fibras de colágeno e de elastina. Essas células tornam a pele firme e macia, retardando a formação de rugas.

Alimentos antirrugas (cont.)

Peixes gordurosos: além de conter os óleos ômega 3, os peixes gordurosos são uma excelente fonte de proteínas e regeneram o colágeno e a elastina, essenciais para manter a pele macia, elástica e hidratada, dando-lhe uma aparência saudável. As melhores fontes são o salmão, a cavala, o arenque e a sardinha. Se você for vegetariana, as sementes de cânhamo também são ricas em proteínas e ácidos graxos essenciais.

Cebola: o enxofre da cebola é um poderoso desintoxicante, que ajuda a limpar o fígado e livrar o sistema de toxinas, deixando a pele limpa e com aparência jovem.

Leite de soja, lentilha, broto de feijão e cereais integrais: todos eles contêm estrógenos vegetais, que contribuem na produção de óleos lubrificantes e colágeno na pele, proporcionando-lhe uma aparência mais saudável. Eles também ajudam a reparar o colágeno e a elastina, que retardam a perda de substância da pele e a formação de rugas.

Batata-doce, tomate e espinafre: os radicais livres do meio ambiente podem acelerar o envelhecimento e o enrugamento da pele. Os antioxidantes da alimentação contribuem para evitar os danos causados pelos radicais livres. O antioxidante betacaroteno está presente na batata-doce, o licopeno é encontrado no tomate e a luteína está contida no espinafre. Todos eles vão para a pele e ajudam a refletir os prejudiciais raios ultravioleta, agindo como um filtro solar permanente que mantém a pele elástica e lubrificada.

Perda da libido

Na época da menopausa, é possível passar por uma perda da libido. A maioria das mulheres percebe nessa fase uma mudança na reação de seus corpos ao sexo. A falta de lubrificação pode causar dor na penetração; a excitação é mais discreta porque o sangue demora mais a fluir para os órgãos genitais; e os seios são menos sensíveis ao toque, também por conta da diminuição do fluxo sanguíneo.

Embora a menopausa possa contribuir para a perda da libido, é importante compreender que ela de forma alguma é a causa exclusiva do fenômeno. Outros fatores comuns são estresse, fadiga, filhos, doenças, excesso de álcool, má alimentação e afecções como o hipotireoidismo, mais comuns nos anos da menopausa. Alguns desses problemas que contribuem para a perda da libido podem ser tratados com bons resultados e será importante fazer um esforço convicto para colocar a vida amorosa no ponto mais alto de sua lista de prioridades.

Se você não estiver se sentindo jovem, não gostar da imagem que vê no espelho ou sentir solidão, a menopausa pode ser muito assustadora. Mas não precisa ser assim. Ao entrarem na melhor fase de suas vidas, muitas mulheres adquirem um novo senso de identidade, sentindo-se mais sedutoras que em qualquer fase anterior. As seguintes dicas podem ajudar a impulsionar sua vida sexual:

- Adote uma alimentação saudável, de acordo as orientações da Dieta da Menopausa. As vitaminas A e D, o zinco e o selênio são cruciais para a libido. Os exercícios físicos também ajudam, melhorando o humor e a imagem corporal.

- Controle seus níveis de estresse. Em geral, o estresse amortece a libido. Uma mulher estressada pode culpar inúmeros outros fatores por seus sintomas, sem perceber que as tensões são a causa real do problema.
- A depressão é outro grande inibidor do desejo sexual. Procure compreender as razões de sua tristeza para poder agir de forma apropriada quando surgir algum sentimento de melancolia. Se sentir que não é capaz de cuidar disso sozinha, procure ajuda da família e dos amigos ou consulte um terapeuta.
- A maioria dos terapeutas sexuais concorda que o sexo começa na mente. De certa forma, ele é uma ideia que domina você e a reação física do corpo é a consequência. O fundamental para essa ideia sexual surgir é criar o clima. Música romântica pode ajudar, assim como uma iluminação suave, um banho à luz de velas ou seu filme romântico ou erótico favorito. Dedique mais tempo às preliminares, explorando e descobrindo do que você e seu parceiro gostam. Se já faz algum tempo que não se sente sedutora, acariciar-se também pode ser uma forma de restabelecer a conexão com o corpo enquanto fonte de prazer sensual e sexual. Uma vez que esteja novamente ligada aos seus próprios desejos, pode ser mais fácil e menos ameaçador criar uma conexão com os desejos de seu parceiro.
- Reavalie a forma como se sente com relação a seu corpo. Lembre-se de que sua capacidade de sentir excitação, obter satisfação sexual e retribuir inde-

pende do quanto você pese ou de que aparência tenha. Pare de focalizar a atenção no que a sociedade diz que é bonito e concentre-se no que considera bonito e prazeroso em você.
- Problemas de relacionamento também podem contribuir para a perda do desejo sexual. Se você sente que não é objeto de consideração, respeito e valorização, é natural reagir com ressentimento, o que pode amortecer a libido. É importante abrir canais de comunicação com seu parceiro, de modo que a raiva possa ser manifestada fora do quarto. Se o problema for grave, como em caso de infidelidade, talvez seja interessante procurar uma terapia de casal.
- Se a ideia de sexo é pouco atraente e desconfortável para você, converse com um terapeuta sexual para discutir sua saúde, criação, circunstâncias de vida e problemas que tenha quanto à sua imagem e seu relacionamento, de modo a encontrar maneiras de se permitir satisfazer suas necessidades sexuais. Pode ser que você prefira encontrar sozinha essas soluções, mas talvez descubra que é mais produtivo envolver seu parceiro numa conversa com um terapeuta sexual.
- Se você acha que não tem tempo para o amor, reserve algum. Dê ao romance uma prioridade mais alta em sua vida. Por mais atarefada ou desgastante que ela seja, procure ter certeza de ter algum "tempo do casal" em que vocês relaxem juntos e falem sobre os acontecimentos do dia. Planeje saídas regulares para restaurantes ou cinema, ou fins de semana fora,

de modo que você e seu parceiro passem momentos especiais juntos, longe da agitação e do tumulto da vida diária.

- Nunca devemos subestimar o poder do contato físico. Abraços e carinhos são necessários a nosso bem-estar físico e mental. Uma massagem é uma maneira excelente de ajudar seu parceiro e você mesma a relaxar, e de criar um clima de sexo entre os dois.
- Quanto menos ativa for sua vida sexual, menos você apreciará e desejará o sexo, portanto dê espaço para ele em sua vida. A atividade sexual regular mantém os órgãos sexuais saudáveis e libera tensões. Se você não tiver um parceiro, a masturbação é uma maneira positiva de explorar o corpo e liberar a tensão sexual.
- Numerosos tratamentos fitoterápicos são voltados para restaurar o desejo e o impulso sexual em sua vida. Entre elas estão: agnocasto, salsão, aveia-brava, salsa e damiana.
- Praticar os exercícios de Kegel pode tonificar os músculos da pélvis, de modo que eles estejam prontos para segurar com firmeza o pênis do parceiro, aumentando seu prazer.
- Se o ressecamento da vagina estiver dificultando sua vida sexual, veja a seção sobre "Problemas na vagina e da bexiga."

Alimentos para a libido

Amêndoa (e nozes em geral) e peixes gordurosos: essas são excelentes fontes de ácidos graxos essenciais, que ajudam a manter saudável o equilíbrio dos hormônios sexuais de homens e mulheres. As nozes também são ricas no mineral manganês, que é vital para a ovulação e a manutenção de testículos saudáveis. A deficiência de manganês leva à perda da libido.

Aspargo: contendo cálcio, fósforo, potássio e vitamina E, o aspargo definitivamente faz muito bem. Ele aumenta a energia, melhora a condição do trato urinário e dos rins e colabora na produção de hormônios sexuais.

Abacate: os astecas davam ao abacateiro o nome de *ahuacatl*, ou "árvore dos testículos". O abacate contém grande quantidade de ácido fólico, que ajuda a metabolizar as proteínas, dando mais energia. Ele também contém vitamina B6 e potássio, dois elementos que contribuem para melhorar a libido masculina e feminina.

Banana: essa fruta contém um alcaloide chamado bufotenina, que age sobre o cérebro, melhorando o humor, a autoconfiança e, possivelmente, o impulso sexual. A banana também é rica em vitamina B6, que é importante para a produção dos hormônios sexuais.

Frutas silvestres como o morango, o mirtilo e a amora: além de ricas em zinco — que exerce efeitos benéficos sobre os hormônios sexuais —, essas frutas também são incrivelmente repletas de antioxidantes, que contribuem para melhorar o fluxo sanguíneo para os órgãos sexuais. Elas têm a menor carga glicêmica entre as frutas, o que significa que fornecem níveis consideráveis de energia com poucas calorias.

Alimentos para a libido (cont.)

Aipo: contém androsterona, um primo bioquímico da testosterona, o hormônio masculino. A androsterona é considerada o principal feromônio, ou composto químico da atração. Os romanos dedicaram o aipo a Plutão, o deus do sexo e das profundezas. Diz-se que as sementes de aipo esmagadas (fáceis de acrescentar a saladas ou pães) são particularmente potentes.

Pimentas: elas podem aquecer também sua vida sexual, graças à capsaicina, a substância que dá o ardor à pimenta, ao curry e a outros alimentos picantes. A capsaicina estimula a liberação de compostos químicos pelos terminais nervosos, aumentando o ritmo cardíaco e possivelmente precipitando a liberação de endorfinas, o que dá a sensação agradável de um estimulante natural.

Canela: pensa-se que essa especiaria tonifica os rins e produz um fluxo poderoso de energia. A medicina chinesa associa a canela à sexualidade viril. Estudos também mostraram que o odor da canela é capaz de aumentar a concentração e o alerta, importantes para a satisfação sexual.

Cacau: o imperador Montezuma costumava beber chocolate antes de entrar no harém, o que levou à crença de que o chocolate é afrodisíaco. O chocolate amargo (com 70 por cento de pasta de cacau) de fato contém os estimulantes cafeína e teobromina, além da feniletilamina, que melhora o humor. Alguns pesquisadores dizem que os compostos químicos presentes no chocolate estimulam a produção de endorfinas, responsáveis pelo bem-estar e encontradas em altos níveis nos indivíduos apaixonados.

Figo e tâmara: essas frutas são ricas em aminoácidos, que se acredita aumentarem a libido. A forma de um figo fresco e seu sabor doce e suculento são dois aspectos tangíveis altamente prazerosos.

Alimentos para a libido (cont.)

Alho: eu sei, talvez seja preciso fazer um estoque de pastilhas de hortelã, mas valerá a pena. O alho contém alicina, um ingrediente que aumenta o fluxo sanguíneo para os órgãos sexuais. Dessa forma, é uma erva muito eficaz para aumentar a libido. Se o odor não lhe agrada, ou você não consegue tolerá-lo, sempre é possível tomá-lo na forma de cápsulas.

Gengibre: um dos condimentos medicinais mais antigos do mundo, considera-se que ele aumenta o fluxo sanguíneo para os órgãos genitais, agindo como afrodisíaco. Experimente o gengibre em algum prato temperado e servido com arroz com açafrão. Ele também pode ser usado em uma mistura de aromaterapia para massagem ou como aromatizador de ambiente.

Mel: é um afrodisíaco por ser rico em vitamina B e em aminoácidos, que aumentam a energia. O pólen é composto de milhões de partículas de uma substância semelhante ao sêmen, e pode aumentar a fertilidade.

Lentilha: é uma boa fonte de vitaminas do complexo B, que são essenciais para o equilíbrio hormonal das mulheres e para uma saudável contagem de esperma nos homens.

Lichia: além de ser uma boa fonte de vitamina B, que melhora a libido, essa fruta também é rica em vitamina C. Pesquisas mostram que a vitamina C é boa para a fertilidade dos homens e das mulheres.

Manga: a manga é conhecida como "a fruta do amor" e foi utilizada como um Viagra milenar. O *Kama Sutra* recomenda beber sucos tropicais antes dos jogos sexuais, e quem vai discutir com a bíblia do amor? Essa fruta maravilhosa contém zinco, um auxiliar natural do sexo, além de açúcar e nutrientes que dão força e vigor. Na Índia, a manga é muito importante para os casais e está presente em casamentos e outras celebrações como símbolo do amor e da alegria de viver.

Alimentos para a libido (cont.)
Aveia: essa é uma boa fonte dos antioxidantes selênio e vitamina E. A deficiência desses nutrientes foi relacionada com infertilidade nos homens e nas mulheres.
Ostra: possui várias qualidades úteis para os amantes. Pobre em gorduras, ela é rica em proteínas, açúcares complexos e zinco. O zinco é uma parte muito importante da testosterona, o hormônio que governa o impulso sexual em ambos os gêneros.
Romã: também conhecida como "a maçã do amor", ela é rica em compostos químicos que podem estimular a excitação sexual e a lubrificação.
Sementes de abóbora: são ricas no mineral zinco, que é o Viagra para homens e mulheres. A pesquisa mostra que o zinco governa a testosterona, que é necessária para a produção de esperma. O corpo feminino fica mais rapidamente pronto para o sexo se os níveis de zinco forem altos.
Espinafre: é uma fonte de ferro. A deficiência de ferro é causa frequente de infertilidade, perda da libido e fadiga nas mulheres. O espinafre também é uma boa fonte de cálcio, necessário aos músculos para produzir espasmos e contrações. A deficiência desse mineral vital transforma os fogos de artifício em um fósforo molhado.
Atum e camarão: conhecido como o rei dos afrodisíacos, o atum pode aumentar a libido e o vigor. O camarão é rico em fenilalanina, o composto químico que ajuda a aumentar o apetite sexual.

Pressão alta

A pressão alta, ou hipertensão, é um fator de risco de doença cardiovascular. A pressão sanguínea é a pressão do sangue nas artérias. Quanto mais alta a pressão sanguínea, maior é o risco de estreitamento das artérias, que pode levar a problemas cardíacos, renais ou derrames. O lado positivo da questão é que se a pressão sanguínea for alta ela pode ser diminuída por meio de mudanças no estilo de vida — como uma dieta melhor, exercícios físicos e redução do peso — e, quando necessário, por meio de remédios.

Em geral, se sua pressão sanguínea não estiver perigosamente alta, o médico pode esperar até seis meses antes de receitar uma medicação anti-hipertensiva. Isso dará a seu corpo uma chance de diminuir a pressão por meio de mudanças no estilo de vida e na alimentação.

- Se você estiver com sobrepeso, emagreça. Prefira uma alimentação pobre em gorduras e rica em fibras, frutas e legumes, conforme a Dieta da Menopausa. Cuide principalmente de controlar a ingestão de sal e mantê-la abaixo de 4g por dia. Ainda não existem provas conclusivas de que o alho e a cebola afetam a pressão sanguínea, mas eles são substitutos saborosos dos temperos salgados.
- Uma dieta com pouco magnésio pode aumentar a pressão sanguínea, mas os médicos não recomendam suplementos. É possível extrair dos alimentos consumidos, com facilidade, a ingestão diária recomendada de 500mg. O magnésio é encontrado no pão de trigo integral, nos cereais integrais, nos vegetais folhosos (brócolis, acelga, espinafre), no quiabo, na banana-da-terra, nas nozes, nas sementes, no tofu, no leite de soja, no feijão, na ervilha seca e nos frutos do mar (ostras, mariscos, cavala, lambari — preparados sem adição de gordura).
- O potássio ajuda a prevenir e a controlar a hipertensão. Entre os alimentos que contêm potássio, temos

a carne magra de porco e de vitela, os peixes (bagre, bacalhau, solha e truta — desde que não sejam fritos nem preparados com gordura), leite semidesnatado ou desnatado, iogurte, ervilha seca, feijão, feijão-verde, damasco, pêssego, banana, ameixa seca e suco de ameixa, suco de laranja, feijão-favona, tomate cozido, espinafre, banana-da-terra, batata-doce, abóbora, batata e abobrinha. Planeje suas refeições de modo que consuma 4.700mg de potássio por dia.
- Procure ingerir ácidos graxos essenciais e cálcio em quantidade suficiente.
- Cuidado com a ingestão de cafeína.
- Se costuma tomar bebidas alcoólicas, beba com moderação.
- Faça exercícios aeróbicos. Caminhe de 30 a 45 minutos pelo menos três ou quatro vezes por semana. O ideal é caminhar 30 minutos todos os dias.
- Pare de fumar.
- Diminua os níveis de estresse. O estresse provoca a constrição das veias e artérias.
- Compre um aparelho doméstico para aferir a pressão e verifique com regularidade sua pressão arterial. Mantenha um registro dos resultados.
- Verifique o nível de colesterol uma vez por ano e registre o resultado. O colesterol alto pode causar estreitamento das artérias e aumentar o risco de hipertensão.
- Caso as mudanças na dieta e no estilo de vida não sejam eficazes ou sua pressão seja perigosamente alta, seu médico prescreverá um medicamento, em geral um diurético ou um anti-hipertensivo. Os

diuréticos reduzem o volume de sangue circulante, diminuindo a carga sobre o coração e os vasos sanguíneos. A drogas anti-hipertensivas ajudam a dilatar os vasos sanguíneos. Converse com seu médico se o remédio fizer seu peso aumentar mais do que 1kg.

- Os diuréticos fazem você urinar com mais frequência, o que pode diminuir o nível de potássio no sangue. Coma alimentos ricos em potássio natural, tais como banana, damasco seco, tomate e batata cozida com a casca.

Aviso

Quando uma mulher fica mais velha, suas chances de ter pressão alta são maiores que as dos homens. A pressão pode ter sido normal durante a maior parte da vida, porém, após a menopausa, aumenta consideravelmente a probabilidade de que a mulher se torne hipertensa.

Embora algumas mulheres tenham dor de cabeça, tontura, perda da libido ou visão turva, a pressão alta quase sempre não apresenta nenhum sintoma; é possível não termos consciência da hipertensão até acontecer algo que exija atenção médica. A verificação regular da pressão arterial deveria fazer parte da rotina de manutenção da saúde de toda mulher.

Problemas capilares

Os folículos pilosos precisam de estrogênio. Dessa forma, durante a menopausa, o cabelo sem vida pode ser uma constante. Os problemas incluem falta de brilho, ressecamento, pontas duplas, baixo crescimento, áreas de cabelo ralo, queda e caspa. Talvez você perceba um aumento na quantidade de fios na escova. Seus cabelos podem ficar mais secos e quebradiços. Também pode acontecer uma redução ou perda dos pelos púbicos. Na menopausa, é comum haver uma perda gradual ou uma diminuição da quantidade de cabelos, sem qualquer outro sintoma. As dicas a seguir podem ajudar a melhorar essa situação. Contudo, se à queda de cabelo se somar uma saúde precária, é preciso buscar orientação médica.

- A queda de cabelo pode ser agravada por deficiências nutricionais, principalmente de ferro, vitaminas B, C e E, zinco e lisina (um aminoácido). Siga as recomendações dietéticas deste livro. Aumente a quantidade de alimentos ricos em ferro, acrescentando carne orgânica magra e damasco, além de verduras e legumes verde-escuros ou vermelho-escuros.
- Tenha cuidado para não ter deficiência de gorduras essenciais e água. O cabelo seco, sem brilho e quebradiço em geral é indício da falta de gorduras essenciais. Como o cabelo é composto de 98 por cento de proteína, assegure-se de ingerir uma quantidade suficiente de carne magra de peixe ou ave, ou de consumir fontes vegetarianas de proteína.
- A gema de ovo e as ervilhas verdes são ricas numa importante vitamina do complexo B, a biotina. (Evite comidas que contenham ovos crus. Além do risco de contaminação por salmonela, eles também têm um alto teor de avidina, uma proteína que impede a absorção da biotina. Os ovos cozidos não apresentam problema.) A biotina é um dos

principais componentes no processo de formação do cabelo. Além de ser essencial para o crescimento de novos fios, também tem um papel preponderante na saúde geral da pele e das unhas. Aparentemente, ela metaboliza ácidos graxos, um valioso fator de crescimento que participa de numerosos processos fisiológicos. A biotina também é considerada um auxiliar na prevenção do embranquecimento dos cabelos. Inclua em sua dieta alimentos ricos nessa vitamina e faça uso de produtos para o cabelo que a contenham. Levedo de cerveja, arroz integral, ervilhas verdes, lentilha, aveia, soja, sementes de girassol e nozes são boas fontes de biotina.

- Tente evitar o açúcar e os produtos açucarados pobres em nutrientes.
- Massagear o couro cabeludo — o que pode ser feito com facilidade enquanto se lava o cabelo — costuma ajudar, principalmente se forem usados óleos essenciais. Pesquisadores escoceses descobriram que 44 por cento dos pacientes com alopécia que massagearam diariamente o couro cabeludo com uma mistura de óleos de tomilho, lavanda, melaleuca e cedro com um óleo de base, relataram uma grande melhora nos sintomas em sete meses. Por outro lado, somente 15 por cento dos que utilizaram apenas o óleo de base relataram melhora.
- Alguns praticantes de medicina natural prescrevem o silício para evitar a queda de cabelo. A cavalinha (*Equisetum arvense*) é uma boa fonte desse mineral.
- Trate seu cabelo com carinho. Prefira uma escova macia e não use secador ou modelador. Vinagre de

cidra e chá de sálvia são bons para enxaguar e manter o cabelo brilhante. Use em seus cabelos apenas produtos naturais. Procure xampus e condicionadores naturais em uma loja especializada próxima de sua casa.
- O extrato de alcaçuz por via oral ou na forma de creme tópico, segundo um praticante da medicina tradicional chinesa, ajuda a evitar a queda de cabelo.
- O chá de urtiga melhora a qualidade do cabelo. Para dar mais brilho, experimente enxaguá-lo com chá de urtiga coado e frio. Para cabelos escuros, a adição de uma colher de chá de vinagre ou de alecrim pode aumentar o brilho. A erva calmante camomila é tradicionalmente usada para clarear e dar brilho aos cabelos louros.
- Se seu cabelo está ficando ralo, experimente comer mais alimentos ricos em iodo, como as algas marinhas, e tomar um suplemento da alga kelp.
- O Minoxidil, medicamento encontrado em farmácias, é indicado para mulheres com histórico familiar de perda de cabelo cujos fios estejam rareando no alto da cabeça. Se você estiver pensando em experimentar esse remédio, não deixe de consultar seu médico primeiro, já que esse procedimento não é recomendado para mulheres com pressão alta. Ele também pode interagir com outros medicamentos.

> ## Excesso de pelos
>
> Se você estiver apresentando excesso de pelos no queixo, na parte superior dos lábios, nas costas ou nos ombros, isso pode estar relacionado com a queda dos níveis de estrogênio, normal na menopausa. Contudo, em algumas mulheres, isso também costuma indicar excesso de androgênio ou hormônio masculino e um estado chamado de hirsutismo, que pode se manifestar como sintoma da síndrome do ovário policístico (SOP). Estudos mostram que, com uma dieta saudável e perda de peso, os sintomas da SOP diminuem. O exercício também melhora o hirsutismo, pois quanto mais em forma você estiver, menor a quantidade de gordura corporal e melhor o controle da insulina e da glicose. Tudo isso, por sua vez, reduz a quantidade de testosterona produzida pelos ovários.
>
> A maneira mais fácil de remover pelos indesejáveis é raspar. Experimente usar um aparelho com duas lâminas para removê-los melhor. Ao contrário da crença popular, raspar os pelos não faz com que eles cresçam mais depressa e mais fortes. Se você está investindo muito tempo pinçando, removendo com cera ou raspando pelos, é preciso procurar um médico para fazer uma terapia hormonal, além de uma dieta saudável básica.

Problemas da vagina e da bexiga

Ter problemas na bexiga e na vagina é uma ocorrência comum na menopausa. Esses dois órgãos ficam próximos e podem se tornar finos e ressecados quando não há estrogênio suficiente para mantê-los lubrificados.

Os problemas de bexiga incluem o desconforto ao urinar e a micção frequente, mesmo quando não há muita urina na bexiga. Também pode haver gotejamento involuntário da urina, pois o esfíncter, o músculo que fecha a saída da bexiga, fica enfraquecido em consequência do nível baixo de estrogênio. É possível que a urina escape ao sorrir, tossir ou carregar um objeto pesado.

Durante e após a menopausa, é possível que as paredes da vagina fiquem mais finas e menos elásticas. A vagina pode ficar ressecada e apresentar coceira algumas vezes. Ela pode demorar mais a ficar lubrificada, o que às vezes torna o ato sexual doloroso.

Mulheres que mantêm um peso saudável e consomem uma dieta nutritiva geralmente experimentam poucos problemas de enfraquecimento da vagina ou da bexiga durante os anos da menopausa. Também existem algumas terapias naturais que melhoram a saúde desses órgãos:

- Não deixe de seguir as orientações da Dieta da Menopausa e do método de desintoxicação. Beba muita água para manter a bexiga irrigada. Experimente tomar suco de mirtilo, principalmente se tiver tendência a cistite. Fazer exercícios físicos, ter relações sexuais regularmente e praticar a masturbação podem ajudar a manter a vagina flexível e lubrificada. O ditado "O que não é usado é perdido" não se aplica apenas ao cérebro, mas também ao sexo. Algumas mulheres, quando excitadas, continuam a ficar lubrificadas em pouco tempo, provavelmente porque têm relações sexuais uma ou duas vezes por semana.
- Os exercícios de Kegel podem ajudar a fortalecer os músculos pélvicos, combater a incontinência urinária e tornar a atividade sexual mais agradável. Para

descobrir quais músculos precisa usar, comece a urinar e contraia os músculos para interromper o fluxo de urina; esses são os músculos do assoalho pélvico. Use-os para realizar o exercício de Kegel: mantenha esses músculos contraídos enquanto conta até cinco; em seguida, relaxe. Repita esse exercício dez vezes pelo menos cinco vezes ao dia.

- Antes da atividade sexual, coloque na entrada da vagina um pouco de gel estéril solúvel em água; coloque uma pequena quantidade do gel dentro dela. Evite duchas, talco, banhos quentes, papel higiênico perfumado e óleos ou espumas de banho, pois podem irritar a vagina. Não lave com sabonete a parte interna dos lábios vaginais, pois isso resseca a pele. Dedique mais tempo às preliminares, o que ajudará a lubrificação da vagina.
- Fazer uso por via oral, diariamente, de 25 gotas de extrato de agripalma, ou ainda 1 a 3 colheres de sopa de óleo de açafrão (cúrcuma) ou de linhaça, aumenta a lubrificação vaginal e a espessura das paredes da vagina, após um mês de uso. A pomada de cará-silvestre é considerado o equivalente vegetal ao creme de estrogênio por sua capacidade de restaurar a umidade e a elasticidade dos tecidos vaginais na pós-menopausa. Verificou-se que doses orais diárias de 100-600UI de vitamina E durante quatro a seis semanas aumentaram a lubrificação vaginal.
- Cápsulas da bactéria *Acidophilus* inseridas na vagina ajudam a evitar infecções por levedura e a criar uma lubrificação considerável. Insira uma ou duas cápsulas, quatro a seis horas antes da atividade sexual. Comer iogurte natural com cultura ativa de bacté-

rias quatro a cinco vezes por semana ajuda a manter saudáveis a flora intestinal e o equilíbrio vaginal.
- Se você sofrer de incontinência urinária, tente reeducar a bexiga (além de fazer os exercícios de Kegel, descritos anteriormente). Comece por ir ao banheiro a cada hora durante uma semana. Na semana seguinte, prolongue esse tempo para uma hora e meia. Continue a adotar esse padrão até ser capaz de segurar a urina durante três horas de cada vez. Esse exercício ensina a bexiga a guardar mais urina e ter menos espasmos quando estiver cheia.
- Se você for propensa à incontinência urinária, não se sinta tentada a beber menos líquidos. Restringir a ingestão de líquidos não vai impedir a perda involuntária de urina. Na verdade, isso pode agravar a incontinência por produzir uma urina muito concentrada, que irrita a bexiga. Pelo contrário, beba muita água. Você estará bem hidratada se sua urina for transparente ou amarelo-clara. Se ela estiver amarelo-escura, você não está bebendo água suficiente. Entre as ervas que podem melhorar os sintomas urinários estão: uva-ursi (buxilo), buchu, ginseng e dong quai.

Problemas digestivos

O estrogênio e a progesterona afetam a velocidade com que os alimentos se movem pelos intestinos. A progesterona reduz a motilidade, de modo que o bolo fecal se torna seco, com a aparência de pedrinhas e pouco frequente, enquanto o estrogênio aumenta a motilidade. Os problemas digestivos, portanto, podem ser outro sintoma comum da menopausa. Comer em situações de pressão, comer demais ou ingerir excesso de comidas pouco saudáveis pode contribuir para a má digestão. Outra causa frequente de uma digestão precária é simplesmente comer depressa demais. O remédio natural mais eficaz é uma dieta saudável, rica em fibras, mas as seguintes sugestões podem ajudar:

- Não se esqueça de beber muita água. Beber água morna com suco de limão pela manhã pode estimular o funcionamento dos intestinos e reduzir a prisão de ventre.
- Tomar chá de hortelã ou de erva-doce após a refeição pode facilitar a digestão e reduzir os gases. O gengibre na forma de chá ou de cápsulas ajuda a digestão e previne a formação de gás abdominal. Ele também é excelente para náuseas. Beba uma xícara de chá de gengibre todos os dias.
- Se tiver diarreia, evite bebidas alcoólicas, cafeína, leite e laticínios até ter melhorado. Prefira comer alimentos ricos em potássio, como a banana, tomar suco de maçã, comer arroz ou torrada seca, até se sentir melhor e restaurar o equilíbrio do corpo. Você também pode usar iogurte com bactérias ativas para recompor a flora bacteriana benéfica do intestino. Não tome nenhuma medicação antidiarreica antes de ter dado tempo para que essas recomendações funcionem.
- Mastigue os alimentos devagar e completamente para estimular a digestão. Antes de começar uma refeição, respire profundamente, e continue enquanto come. Procure evitar distrações, como ver televisão durante a refeição.

- Se tiver cólicas intestinais e gases durante todo o mês, apesar dos recursos que sugerimos, talvez esteja sofrendo de síndrome do intestino irritado, um distúrbio que pede atenção médica.
- Se tiver náuseas juntamente a problemas digestivos, experimente tomar chá de camomila três vezes ao dia. A vitamina B6 também ajuda a controlar a náusea. Aumente a quantidade dessa vitamina em sua dieta ou tome um suplemento.
- Se a acidez do estômago for um problema, uma xícara de chá de raiz de alcaçuz tem eficácia comprovada.
- A acupressura também já se mostrou eficiente para reduzir náuseas. Em muitas farmácias podem ser compradas faixas de acupressura para serem usadas em torno dos pulsos.
- A bactéria *Lactobacillus acidophilus* alivia a prisão de ventre crônica e pode ser usada livremente. Na forma de cápsulas ou de iogurte natural sem açúcar contendo uma cultura ativa, esse microrganismo ajuda a aliviar a dor digestiva e as cólicas por gases, além de restaurar um bom nível de bactérias benéficas no trato digestivo.
- As sementes de *psyllium* são uma forma natural de manter o cólon saudável e limpo em casos de prisão de ventre. As sementes são cobertas por uma mucilagem que, ao absorver água, se transforma numa massa gelatinosa, lubrificando as paredes intestinais. O aumento de volume estimula a parede intestinal, favorecendo o peristaltismo.
- Não use farelo de trigo como remédio para prisão de ventre, pois ele pode impedir a absorção de cálcio e outros nutrientes.

Suores noturnos

Uma onda de calor durante a noite é chamada de suor noturno e pode ser acompanhada de sentimentos de ansiedade. Você pode acordar encharcada de suor e sentindo calor. Nem todas as mulheres experimentam o fogacho, ou ondas de calor, e somente algumas que sofreram esse sintoma também experimentaram suores noturnos. Estes podem ocasionalmente ser sintoma de estresse ou de uma doença não relacionada com a menopausa, portanto você deve consultar um médico.

- Problemas de sono na menopausa com frequência estão associados a suores noturnos. Você pode acordar suada a ponto de precisar se levantar e trocar a roupa de cama. Uma solução pode ser manter um copo de água e uma toalha ao lado da cama para poder se refrescar com água a temperatura ambiente. Um ventilador portátil e água de lavanda também podem melhorar o desconforto.
- O agnocasto é uma excelente erva para vários sintomas da menopausa, inclusive os suores noturnos e as ondas de calor, uma vez que ajuda a normalizar os hormônios.
- A escutelária é uma erva com ação sedativa; a valeriana e a camomila têm propriedades calmantes; a erva-cidreira pode acalmar a ansiedade.
- O ácido pantotênico, uma das vitaminas do complexo B, melhora a função das glândulas suprarrenais, que passam a responder pela maior parte da produção do estrogênio quando o sistema reprodutivo para de produzi-lo. Se os suores noturnos estiverem causando insônia, experimente tomar dia-

riamente 500mg de ácido pantotênico, até se sentir melhor.
- A sálvia age rapidamente e uma única xícara de infusão dessa erva pode ajudar a evitar os suores por um dia ou dois. Para fazer a infusão, coloque quatro colheres de sopa rasas de sálvia em uma caneca de água quente. Cubra bem e deixe descansar durante pelo menos quatro horas. Coe e beba quente ou frio. Se preferir, procure em sua loja de produtos naturais o chá de sálvia em saquinhos.
- Evitar os mesmos alimentos e situações que costumam precipitar as ondas de calor pode aliviar a intensidade e frequência dos suores noturnos. Além disso, tente não fazer refeições em horas tardias da noite.
- O relaxamento é especialmente benéfico porque pode ajudar a acalmar a mente e o corpo, normalizando o metabolismo e fazendo com que você sue menos. A meditação e a ioga têm um efeito igualmente calmante.

Como vencer os exterminadores de mulheres

As alterações hormonais que ocorrem antes, durante e depois da menopausa podem aumentar o risco de três assassinos de mulheres: a osteoporose, o câncer de mama e as doenças cardiovasculares. (Ver também o Capítulo 2.)

Derrote a osteoporose

Também conhecida como fragilidade óssea, a osteoporose é mais incapacitante que os derrames e os ataques cardíacos. Os ossos ficam frágeis e facilmente sofrem fraturas, o que resulta em invalidez, dor, perda da independência e até morte. A osteoporose é causada pela deficiência de cálcio na alimentação e por uma má absorção de cálcio. O risco aumenta com a idade, principalmente depois da menopausa. Outros fatores de risco são: constituição frágil, história familiar da doença, menopausa precoce e problemas intestinais crônicos como a síndrome do intestino irritado e a diverticulite.

Embora alguns desses riscos não possam ser evitados, muitos outros podem ser modificados e há variadas formas de se defender da doença. Nunca é tarde para começar. Mudanças na alimentação e no estilo de vida permitem diminuir e reverter os sintomas em qualquer idade. Além de seguir as orientações da Dieta da Menopausa e do método de desintoxicação, é possível reduzir o risco de osteoporose seguindo essas recomendações:

Mudar o estilo de vida

Mulheres que passam mais de nove horas por dia sentadas têm duas vezes mais probabilidade de sofrer fraturas de bacia que aquelas que passam menos de seis horas sentadas. Se você tem um trabalho ou estilo de vida sedentário, deve fazer mais exercícios físicos. A atividade física é crucial porque ajuda a fortalecer os ossos e os músculos, portanto procure ter certeza de seguir as orientações da Dieta da Menopausa sobre exercícios (ver Capítulo 6). Porém, não se torne uma viciada em academia. Fazer excesso de atividade física, da mesma forma que fazer dieta ou comer demais, pode aumentar o risco de osteoporose.

Evitar as dietas da moda

Sem vitamina D e cálcio suficientes, seu corpo não pode se defender da osteoporose. Cortar a ingestão de laticínios — uma boa fonte de cálcio — por conta de intolerâncias alimentares imaginárias ou por medo de engordar é um dos fatores causais de um número muito grande de casos de osteoporose. A obsessão por dietas é outra ideia prejudicial, pois elas não fornecem nutrientes necessários para manter os ossos saudáveis. Embora seja importante perder o excesso de peso, seu corpo precisa de gordura para produzir estrogênio. Mulheres magras, principalmente aquelas que fazem dieta e exageram nos exercícios físicos têm mais probabilidade de sofrer de osteoporose e/ou de outros sintomas da menopausa.

Beber com moderação e parar de fumar

As mulheres fumantes geralmente têm uma densidade óssea baixa; depois dos 40 anos, elas perdem massa óssea com mais rapidez que as não fumantes. O consumo excessivo de álcool interfere na forma pela qual seu corpo utiliza o cálcio, aumentando a perda e diminuindo a quantidade absorvida desse mineral.

Alimentar-se para ter ossos fortes

O cálcio é um mineral da maior importância para a formação e o fortalecimento contínuo dos ossos e dentes. Uma dieta rica em cálcio é o primeiro passo para se proteger da osteoporose. Os laticínios com baixo teor de gorduras são boas fontes desse mineral: um copo de leite fornece as 1.000mg de cálcio de que precisamos diariamente. O cálcio também está presente no brócolis, mas é preciso comer 2,5kg do vegetal para extrair a quantidade recomendada, enquanto apenas 100g de queijo desnatado são suficientes.

Uma ingestão suficiente de cálcio é só metade da história, uma vez que também é preciso absorvê-lo. Para isso, precisamos evitar alimentos que roubam cálcio dos ossos: bebidas gasosas e alimentos com excesso de sal e de aditivos. O tofu, o leite de soja e o grãos de soja contêm silício e hormônios vegetais naturais que protegem a saúde dos ossos quando as mulheres se aproximam da menopausa.

Além de cálcio, é necessária uma grande quantidade de vitamina D, pois sem ela o corpo não consegue fixar o cálcio nos ossos. O corpo produz a própria vitamina D quando a pele é exposta à radiação ultravioleta do sol. É perfeitamente seguro se expor diariamente a um período de 10 a 15 minutos de luz solar, sem usar protetor, desde que seja no início da manhã ou no final da tarde. As melhores fontes dietéticas de vitamina D são os peixes gordurosos, embora ela esteja presente em menores quantidades no ovo e no queijo. Se você não costuma tomar sol com regularidade, deve fazer uso de suplementos de vitamina D.

Um esqueleto forte também precisa de ácidos graxos ômega 3, obtidos das sementes de linhaça e do óleo de peixe, e da vitamina K, presente nas verduras, que são vitais para endurecer o cálcio dos ossos. O magnésio, encontrado nas nozes e sementes e na manteiga de amendoim é outro mineral da máxima importância, porque ajuda o corpo a absorver o cálcio e a vitamina D. Se você acha que não está extraindo cálcio suficiente de sua alimentação, tome suplementos e peça a seu médico para avaliar seu grau de risco e determinar se é preciso fazer a TRH.

Prestar atenção aos níveis de estresse

Quando estamos ansiosos, as glândulas suprarrenais produzem diversos hormônios, inclusive o cortisol, que aumenta o risco de fraturas.

Combata o câncer de mama

Esse é o tipo de câncer mais comum nas mulheres e a maior causa de morte de mulheres na faixa de 35 a 50 anos. Os seios dependem de estimulação hormonal para se desenvolverem, e embora não sejam conhecidos todos os fatores de risco, sabemos que as flutuações dos hormônios na menopausa aumentam o risco. Outros fatores de risco são: história familiar de câncer de mama, não ter filhos e ter o primeiro filho após os 30 e poucos anos. Os pesquisadores acreditam que os meses sem menstruação, durante a gravidez e a amamentação podem reduzir o risco de câncer de mama. Isso corrobora os dados indicativos de que ter a menopausa mais cedo também diminui o fator de risco. Pense na possibilidade de amamentar em vez de adotar a mamadeira.

Felizmente, as mudanças de estilo de vida e alimentação capazes de melhorar os sintomas da menopausa são exatamente as recomendadas para prevenção de câncer de mama. Mais uma vez, a menopausa age como um sistema de advertência precoce, dando-nos razões e motivação para realizar regularmente o autoexame da mama, para ir ao médico fazer exames preventivos e para mudar de forma positiva a alimentação e o estilo de vida. Eis algumas sugestões que podem reduzir o risco da doença:

Abrir mão da saideira

Os estudos determinaram que a incidência de câncer é mais alta entre as mulheres que bebem. Que quantidade é excessiva? Com base em estudos, as mulheres que consomem de dois a cinco drinques por dia têm um risco uma vez e meia maior que as que não bebem.

Desistir é lucro quando se trata de fumar

Embora não tenha sido estabelecida uma ligação direta entre tabagismo e câncer de mama, alguns estudos indicam que ter começado a fumar desde cedo pode aumentar o risco em mulheres. O tabagismo não é apenas um fator de risco para o câncer de mama, mas também é definitivamente um fator de risco para o câncer de pulmão.

Cuidado com o consumo de gorduras

Pesquisadores acreditam que uma dieta rica em gordura saturada aumenta a produção do tipo de estrogênio que pode causar o câncer. Diminua a ingestão de gordura saturada (gordura animal e óleos vegetais hidrogenados) e procure ter uma dieta pobre em gorduras, que não somente diminui o risco de obesidade, mas também o de câncer de mama. Sabemos que o estrogênio desempenha um papel importante no desenvolvimento dessa doença. O tecido gorduroso contém pequenas quantidades de estrogênio e pode aumentar o risco. Os estudos sobre a ingestão de gorduras e o câncer de mama são conflitantes; contudo, todos eles concluíram que a obesidade tem um papel fundamental no desenvolvimento desse tipo de câncer.

Ser ativa

A falta de exercícios físicos favorece a obesidade. Os exercícios diminuem no corpo o tipo de estrogênio que está relacionado com o câncer.

Examinar os seios

Examinar os seios todo mês pode não reduzir o risco de ter um câncer de mama, mas ajuda a detectá-lo mais cedo. Quanto mais cedo ele for descoberto, menos agressivo será o tratamento.

Não deixe de fazer mamografia — ela não é opcional. Tal como o autoexame, ela pode detectar o câncer mais cedo, bem como quaisquer caroços que ainda não possam ser percebidos no autoexame.

Cure seu coração

A doença cardiovascular é a maior responsável pela morte de mulheres no Reino Unido e nos Estados Unidos. Na verdade, morrem mais mulheres de doenças cardíacas que de todos os tipos de câncer combinados, inclusive o de mama. Embora alguns fatores de risco sejam inevitáveis, como ter história familiar ou pessoal de problemas cardíacos ou ter deficiência de estrogênio na menopausa (este tem um efeito protetor sobre o coração), muitas providências podem ser tomadas para diminuir as chances de desenvolver uma doença cardíaca.

Não fumar

Entre as causas de morte prematura evitáveis, a American Heart Association, nos Estados Unidos, considera o tabagismo a mais importante. Os fumantes têm duas vezes mais risco de sofrer um ataque cardíaco que os não fumantes, e têm mais probabilidade de morrer de um ataque cardíaco. Felizmente, apenas dois ou três anos depois de parar de fumar o risco de doença cardiovascular e derrame volta ao normal.

Controlar o colesterol

Peça ao médico um lipidograma simples que mostre os níveis de colesterol HDL (lipoproteína de alta densidade), LDL (lipoproteína de baixa densidade) e triglicerídeos. Quando o LDL (também chamado de "mau" colesterol) é muito elevado, ele começa a entupir as artérias. O HDL, o colesterol "bom", ajuda a remover o colesterol das artérias e do corpo, mas o fumo, o sedentarismo e a obesidade costumam baixar seus níveis. Ter uma taxa consistentemente alta de triglicerídeos, as gorduras pouco saudáveis, sinaliza um risco mais alto de doença cardíaca. Sua meta é ter um colesterol LDL baixo (menor que 130), um HDL alto (acima de 50) e um nível baixo de triglicerídeos (abaixo de 200). Se seus números não estiverem na faixa saudável, consulte um médico.

Controlar regularmente a pressão arterial

Converse com seu médico sobre a melhor forma de monitorar a pressão sanguínea: ir ao hospital ou usar um equipamento doméstico de monitoração. A pressão sanguínea alta faz o coração trabalhar mais, levando-o, por fim, a aumentar de tamanho e enfraquecer. Além disso o depósito de gordura e colesterol nas artérias é acelerado, aumentando as chances de formação de algum coágulo. A hipertensão geralmente não produz sintomas até que o mal já tenha sido causado, portanto, é importante aferir a pressão. Ela é considerada alta se marcar 140/90, ou mais; é limítrofe se estiver entre 130-139/85-89.

Ter uma alimentação saudável

Acrescente à sua dieta alimentos com pouco colesterol, gorduras saturadas e gorduras trans, porque o corpo transforma as gorduras saturadas em colesterol. Considere a possibilidade de tomar suplementos nutricionais, mas, se estiver tomando alguma medicação, converse com seu médico antes. Alguns estudos mostraram que a vitamina E pode diminuir o risco de um ataque cardíaco. O alho e o hibisco contêm antioxidantes que podem reduzir o colesterol, e a folha de alcachofra e o espinheiro-branco (*Crataegus*) diminuem a pressão arterial. Para o estresse, experimente a valeriana e a erva-cidreira.

Consulte seu médico quanto a tomar diariamente uma dose reduzida de aspirina. Ela ajuda a evitar doenças coronarianas, mas seu uso traz alguns riscos.

Fazer exercícios regularmente

Os estudos mostram que até uma atividade física moderada, como caminhar, diminui o risco de doenças cardiovasculares por melhorar a circulação, aumentar a eficiência do uso das gorduras e dos açúcares e ajudar a baixar a pressão e os níveis de colesterol. Exercite-se pelo menos três ou quatro vezes por semana, regularmente, durante 30 a 40 minutos de cada vez.

Reduzir o estresse

O corpo responde ao estresse aumentando a pressão sanguínea e o ritmo dos batimentos cardíacos. Isso significa que o coração tem de trabalhar mais. Com o tempo, altos níveis de estresse podem ser prejudiciais à saúde. Se o estresse for um problema para você, procure fazer mais exercícios físicos ou usar outras técnicas de relaxamento.

Perder peso, se necessário

A obesidade exacerba outros fatores de risco, como pressão e colesterol altos.

Ter amor em sua vida

Coisas simples como rir, segurar a mão de alguém ou conversar com um amigo podem baixar a pressão sanguínea em 50 por cento, de acordo com os especialistas da North Carolina University.

9. Ficar bem por toda a vida

Agora que você está a par das orientações da Dieta da Menopausa, será capaz de reconhecer o que precisa mudar em sua alimentação e seu estilo de vida para maximizar as chances de sucesso. Agora, o desafio que se apresenta a você é criar e manter a motivação, a fim de permanecer fiel ao programa pelo tempo necessário para que possa perceber os benefícios.

Buscando a motivação

Talvez você ache que precisa perder peso, mas está suficientemente motivada para mudar? Essa motivação precisa vir de dentro. Estou partindo do princípio de que você está lendo este livro porque deseja perder ou administrar seu peso. Bem, dê o primeiro passo agora, mudando seus conceitos sobre alimentação.

Pare de pensar em alimento em termos de prazer ou sofrimento e comece a vê-lo como um combustível. O alimento é o combustível que pode controlar seus sintomas, evitar doenças cardíacas e osteoporose, contribuir para a perda de peso e maximizar suas chances de ter saúde e uma vida longa e feliz. Pensar sobre todos os benefícios que você pode obter de uma alimentação saudável é um poderoso fator de motivação. Se tiver essas questões em mente quando começar a mudar a dieta, o caminho será muito mais fácil.

A seguir você encontrará alguns exercícios de reformulação de atitude que podem ser particularmente úteis ao começar um programa de alimentação saudável.

Olhe para o futuro

É difícil mudar hábitos arraigados, mas uma boa forma de começar é lançar mão de imagens poderosas que mostrem sua aparência e seus sentimentos se você *não* mudar de vida. Quem sabe, você visualize uma velhinha curvada, como se estivesse dobrada praticamente ao meio, tentando atravessar a rua? Ou se veja constantemente triste e cansada? Talvez a gordura acumulada em torno de sua cintura seja tanta que seu parceiro já não consiga mais envolvê-la num abraço?

Esse exercício também ajuda a lançar luz sobre as verdadeiras razões pelas quais você está mudando sua dieta. Pensar sobre perda de peso e saúde irá fazer de seu futuro algo mais feliz de imaginar.

Pense em leveza

Uma vez que tenha começado a ficar motivada, pode ser útil ver-se magra, em forma e saudável, com os cabelos brilhantes e a pele lisa. Você então poderá associar essa imagem de saúde e bem-estar com a alimentação saudável e o exercício regular. Veja a si mesma saboreando alimentos saudáveis. Visualize-se com energia para se exercitar. Você precisa usar essa técnica de visualização todos os dias, até que ela se torne uma maneira habitual de pensar, até que você comece a se ver leve, e não pesada, depois dos 40 anos. Dedique tempo a sonhar acordada, passando em sua cabeça um filme em que você pareça e se sinta maravilhosa. Assista a esse filme repetidamente, sempre que precisar de um incentivo.

Continue positiva

Você também pode manter a positividade usando afirmativas motivacionais diárias como "Estou me sentindo em forma e saudável" ou "Estou bonita e me sinto bem". Essas declarações não a tornarão magra, mas irão proporcionar-lhe aquela energia a mais de que precisa para dar continuidade ao plano.

Premie-se

Quando perceber uma melhora em seus sintomas ou em sua aparência e bem-estar, não deixe de prestar atenção a isso. Com frequência tendemos a insistir no lado negativo, portanto dê uma chance a seu corpo e sua mente e reflita sobre as coisas positivas. Dê um tapinha nas próprias costas e transforme esse sentimento positivo numa recordação, premiando-se com um novo corte de cabelo, uma noite no cinema, um banho relaxante, um passeio no campo ou um telefonema para alguém que você ame.

Seja fiel ao plano

Uma vez motivada, lembre-se de introduzir com calma as mudanças em sua alimentação e estilo de vida. As alterações dietéticas recomendadas no plano não são um recurso de curto prazo. Pelo contrário, elas são planejadas para chegar ao âmago dos desequilíbrios hormonais que aumentam a probabilidade de ganhar peso e manifestar sintomas nos anos anteriores à menopausa. Portanto, comece devagar e de forma gradual. Você reeducará seus hábitos alimentares para toda a vida, e pequenas mudanças são a melhor forma de perder peso e melhorar a saúde.

Embora os benefícios comecem a ser perceptíveis dentro de alguns dias ou semanas após o início do plano, tipicamente serão necessários mais ou menos dois meses para que você comece a perceber melhoras consideráveis nos sintomas e na perda de peso. Pode ser difícil persistir nas decisões tomadas se não houver resultados imediatos, mas a vantagem de viver um dia de cada vez consiste em que você alcançará resultados duradouros. Considere isso um investimento: se você cuidar hoje das coisas pequenas (tais como reafirmar diariamente a decisão de comer uma alimentação saudável e se exercitar), então as grandes (tais como perder peso e diminuir o risco de doenças cardíacas e osteoporose) virão por si mesmas.

Logo que começamos a fazer alterações, é bem possível que elas pareçam lentas e desconfortáveis. Por exemplo, se você está acostumada a passar horas vendo televisão, fazer um esforço para se exercitar será um choque. Se você conta com o chocolate para ter energia durante o dia, substituí-lo por um lanche saudável vai parecer um sofrimento. Serão necessárias algumas semanas para que qualquer mudança comece a ser confortável, e os especialistas calculam que a maioria dos indivíduos precisa de 12 semanas para se livrar completamente de hábitos antigos e substituí-los por novos. Mas se você continuar firme, acabará por achar difícil lembrar que algum dia teve prazer em determinadas coisas. Se alguma vez você parou de colocar açúcar no chá ou no café, sabe que no início a bebida parece muito amarga, mas logo (depois de mais ou menos 21 xícaras) chega-se ao estágio em que ela parece desagradável se tiver açúcar.

Por mais que você tente, pode haver momentos de recaída nos antigos hábitos. Não se castigue quando isso acontecer, pois é parte do processo de comer uma alimentação saudável. Simplesmente, saiba desde o início que recuos ocorrerão — acontecem a qualquer um — e serão passageiros. As mulheres que tentam, e falham, têm duas vezes mais chance de sucesso na próxima tentativa. Apenas lembre-se da regra dos 80/20 (ver Capítulo 3) e diga para si mesma que amanhã é outro dia.

Quando se trata da Dieta da Menopausa, você irá muito longe se pensar de forma positiva e viver um dia de cada vez. Muito dependerá de sua atitude. Pensar em fracasso não ajudará, portanto, mude a linha de pensamento. Você *é capaz* de perder peso.

Os sete hábitos para administrar o peso na menopausa
1. Perca peso porque você quer, e não porque está tentando agradar a alguém.
2. Encontre tempo para fazer exercícios, por mais ocupada que esteja.
3. Coma pouco e com frequência: mais ou menos seis refeições e lanches leves por dia, sendo o almoço a maior refeição.
4. Beba muita água durante o dia.
5. Não abra mão de seus alimentos favoritos, mesmo que não sejam nada saudáveis. Coma-os, apenas não exagere.
6. Procure perder peso devagar e constantemente, vivendo um dia de cada vez.
7. Qualquer que seja o número que apareça no visor da balança, encontre formas de se sentir bem consigo mesma e com sua vida.

Anos-luz à frente

À medida que a menopausa se aproxima, talvez você não se sinta tão otimista quanto no passado com relação ao futuro e ao que ele pode trazer. Na melhor das hipóteses, a maioria de nós guarda sentimentos ambivalentes sobre o envelhecimento. Em termos de saúde e bem-estar, porém, realmente há muitas razões para ver com otimismo os anos anteriores e posteriores à menopausa.

Dos 40 aos 45 anos: os melhores anos até agora!

A pesquisa nos diz que quando chegamos aos 40 anos temos muito pelo que esperar e muito a celebrar. Em primeiro lugar, você pode desfrutar sem culpa de uma ou duas taças de vinho por dia, o que pode reduzir em 60 a 80 por cento o risco de um ataque cardíaco e até melhorar o poder de seu cérebro, de acordo com a pesquisa da Australian National University, em Canberra. O estudo descobriu que as mulheres de 40 anos que bebem moderadamente (no caso, a palavra-chave é moderadamente) mostraram mais habilidade verbal, melhor memória e maior velocidade de pensamento, em comparação com as que não bebem, porque o álcool ajuda a remover das artérias o colesterol prejudicial, melhorando o fluxo sanguíneo para o coração e cérebro.

Se você for míope, é possível que sua visão melhore nos primeiros anos depois dos 40. À medida que envelhecemos, começamos a sofrer de presbiopia, o que significa que não conseguimos ler de perto a letra miúda e passamos a esticar os braços para afastar os livros e jornais. Se você for míope (os objetos a distância parecem desfocados), esse problema poderá ser contrabalançado pela presbiopia. Sua visão não ficará perfeita, mas você não terá a necessidade de óculos para ler e o grau da visão a distância não será tão forte quanto era aos 20 anos.

O melhor de tudo é que os 40 são a idade em que alcançamos nosso ponto mais alto. Muitas mulheres consideram os primeiros anos depois dos 40 os melhores de suas vidas, e não gostariam de voltar no tempo, mesmo se isso fosse possível. Isso acontece porque muitas de nós nos sentimos mais confiantes e seguras que nunca. As razões para isso são muitas, mas a experiência de vida é uma delas. Além disso, tendo deixado para trás os anos difíceis e intensos de cuidar de bebês e crianças pequenas, ainda estamos curtindo a família e somos suficientemente jovens para ganhar bons salários e aproveitar melhor a vida. E para aquelas que adiaram a maternidade, os 40 e poucos anos ainda são excelentes, porque já não somos tão dependentes da vida social e podemos cuidar das coisas realmente importantes.

Dos 45 aos 50 anos: a hora certa para curtir sexo e ficar loura!

A fase dos 40 e muitos anos é a época das aventuras e experiências, não só no quarto, mas em todas as áreas da vida. Com a autoconfiança ao máximo, a vida é mais excitante e gratificante que nunca.

É provável que nessa faixa etária você se torne mais aventureira em questões de sexo. Os pesquisadores não sabem bem por que, mas é possível que antes da menopausa aconteça um poderoso aumento dos níveis hormonais ou, simplesmente, com os anos férteis chegando ao fim, sinta-se uma grande liberdade de praticar o sexo sem o risco de engravidar. Também é provável que qualquer problema relacionado à imagem corporal tenha sido superado e agora você saiba o que gosta e o que não gosta de fazer na cama.

Você também começa a ter uma necessidade menor de dormir. De acordo com uma pesquisa do Centro de Pesquisa do Sono da Loughborough University, nessa fase precisa-se de menos sono que aos 20 ou 30 anos. Começa-se por precisar de menos 30 minutos de sono e, ao chegar aos 70 anos, necessita-se dormir até três horas a menos. Isso significa que você pode ficar acordada até mais tarde sem sentir os efeitos no dia seguinte, e pode usar o tempo livre para praticar o sexo ou fazer coisas que sempre quis fazer mas para as quais não dispunha de tempo ou de energia.

Os últimos anos depois dos 40 são uma época excelente para nos reinventarmos, mudando o corte ou a cor dos cabelos. A maioria das mulheres de 50 anos tem mais ou menos 50 por cento dos cabelos brancos. Se você for uma delas, não entre em pânico por esse fato, pintando os cabelos na mesma cor dos seus 30 anos — cores escuras podem parecer muito chamativas. Prefira as mais claras, usando o cabelo branco como fundo para luzes e reflexos. É uma grande oportunidade para descobrir um estilo que valorize sua pele.

Dos 50 aos 55 anos: grandes mudanças

A maioria das mulheres passa pelo estágio final da menopausa aos 51 anos. Se você sempre teve menstruações abundantes e dolorosas, essa mudança será uma grande vantagem. É o fim dos absorventes, tampões, analgésicos, dores nas costas e preocupações com anticoncepcionais ou TPM. Portanto essa mudança é realmente algo que vale a pena. Por que não aplicar o dinheiro economizado em alguns prazeres? Por exemplo, fazer com que durante cinco meses um buquê de rosas variadas seja entregue em sua casa todo mês, ou ir para as lojas e se presentear com um par de sapatos maravilhosos e sedutores.

Seu vocabulário, o uso da linguagem e a capacidade de solucionar problemas atingem o máximo no final dos 40 e início dos 50 anos. A experiência de vida e os conhecimentos gerais continuam a contribuir para sua sabedoria. Agora é hora de escrever um romance, frequentar um curso noturno, aprender uma habilidade nova ou estudar para um mestrado ou doutorado. Apegue-se a seu poder mental e exercite-o, resolvendo problemas de palavras cruzadas ou quebra-cabeça e lendo o jornal para se manter em dia com as notícias.

Se o sexo não foi uma prioridade em sua vida, ele pode passar a sê-lo agora. Contrariando o mito do declínio sexual, algumas mulheres — mais ou menos uma em seis — relatam um aumento do desejo sexual depois da menopausa, o que pode ou não ser causado pelo aumento dos níveis de hormônios masculinos.

Seus níveis de energia estarão no auge. Se você já passou da menopausa, os ovários pararam de produzir estrogênio, o hormônio feminino que provoca alterações de humor e ondas de calor. Ele é substituído pelo hormônio masculino testosterona, que pode trazer um aumento de energia e uma melhora real do humor. Você se sentirá bem como não se sente há anos, mas esse aumento de energia é uma grande vantagem que muitas vezes fica perdida em meio ao modismo da lamentação sobre a menopausa. Por que não usar toda essa energia para treinar para uma maratona ou para outro desafio físico? Não há razão pela qual você não deva ser capaz de recuperar o condicionamento físico que tinha aos 35 anos. Siga as orientações da Dieta da Menopausa sobre atividade física (ver Capítulo 6). O treinamento é excelente para a saúde e você pode parecer dez anos mais jovem.

Finalmente, se você sempre quis ter dentes perfeitos, essa é sua chance. Os aparelhos ortodônticos não são feitos só para crianças. Você ainda pode alinhar e clarear os dentes aos 50 ou 60 anos, melhorando muito sua aparência.

Cuidar dos dentes é bom, tanto no aspecto da estética quanto no da saúde.

Dos 55 aos 60 anos: mais magra e numa forma nunca vista

Para a maioria das mulheres, o ganho de peso na menopausa diminui por volta dos 55 anos. Como vimos, ninguém precisa aceitar o aumento de peso durante essa época. Embora fazer dieta não funcione, comer de forma saudável traz resultados e você pode usar o aumento de energia dos primeiros anos após os 50 para fazer mais exercícios e acelerar o metabolismo. Você pode acabar parecendo mais em forma e mais magra do que aos 30 anos.

Graças aos níveis de energia mais altos, você estará mais ativa, e quanto mais estiver, melhor o tônus da pele e dos músculos. Você também deve ser capaz de jogar fora os aparelhos de barbear. Os pelos dos braços e das pernas crescem menos e ficam mais finos — você precisará raspá-los cada vez menos. O problema é que começam a surgir pelos no queixo e sobre o lábio superior, mas isso pode ser facilmente resolvido por meio de tratamento com laser ou eletrólise.

Sua memória melhorará. Acredite ou não, uma vida muito atribulada pode levá-la a ser mais esquecida na juventude do que no final da meia-idade. Uma pesquisa da University of Michigan testou 121 pessoas entre 24 e 84 anos, para ver quantos se lembravam de tomar comprimidos quando necessário. Os mais jovens apresentaram um resultado pior, porque eram ocupados e estressados demais. Os participantes mais idosos se saíram melhor porque tinham mais tempo e estavam mais relaxados. Portanto, à medida que se aproxima dos 60, seu cérebro pode ter mais clareza que nunca.

Eis um pensamento fascinante: quando você chegar aos 60, talvez pense que viverá para sempre! Ainda dentro de nossa existência, a tecnologia pode muito bem se desenvolver a ponto de continuarmos vivendo cada vez mais. Testes clínicos já estão conseguindo reparar os danos moleculares e celulares que envelhecem os ratos. Quem sabe: dentro de vinte anos essa tecnologia pode estar disponível para você!

60 anos ou mais: os anos dourados

A vida parece tão mais fácil quando chegamos aos 60! Pesquisas mostraram que o grupo de pessoas com mais estresse são os que viajam de casa para o trabalho e têm entre 30 e 50 anos. Os indivíduos que passaram dos 60 anos têm menos estresse, estejam ou não aposentados, e também relatam um nível maior de contentamento. Isso é uma grande vantagem.

Você também pode experimentar seu primeiro orgasmo depois dos 60 anos. Mulheres nessa faixa etária estão mais à vontade com a própria sexualidade; elas têm um senso de humor sobre a vida sexual e não temem parecer ou se sentir idiotas. Essas mulheres adotam com relação ao sexo uma abordagem do tipo agora-ou-nunca, o que é muito excitante.

Finalmente, o que de forma alguma não é menos importante, ainda há tempo para mudar a forma do corpo. Em uma pesquisa, participantes entre e 61 e 72 anos dobraram a força muscular num período de 12 semanas e alcançaram níveis de condicionamento físico semelhante ao dos indivíduos de 20 anos. Eles diminuíram 10cm na cintura e sua postura melhorou.

A melhor época da vida

Há muito pelo que se esperar em qualquer época da vida. A menopausa não é um final, mas um maravilhoso reinício, e se você seguir a Dieta da Menopausa e as orientações sobre estilo de vida, terá tudo a ganhar e nada a perder. Portanto, o que está esperando? Parta para a ação e entre na fase mais atlética, saudável e feliz da sua vida.

As 10 regras de ouro: seu plano de ação resumido

1. **Nada de três refeições por dia:** coma cinco ou seis refeições e lanches pequenos. Não pule refeições — principalmente o café da manhã.
2. **Cinco por dia:** assegure-se de comer pelo menos cinco porções diárias de legumes, verduras e frutas.
3. **Nada de comida light:** procure garantir que sua alimentação contenha ácidos graxos essenciais suficientes: coma peixes gordurosos, nozes e sementes.
4. **Beba muita água:** 70 por cento do corpo é água, portanto beba muito líquido (mais ou menos seis a oito copos por dia) para ficar hidratada.
5. **Fique rica de nutrientes:** tenha certeza de comer uma dieta rica em nutrientes, e, como garantia, tome diariamente um suplemento de polivitaminas e minerais.
6. **Coma fibras:** procure garantir a ingestão de uma quantidade suficiente de fibras de boas fontes: grãos integrais, legumes, verduras e leguminosas.
7. **Faça reserva de soja:** aumente a ingestão de fitoestrógenos, inclusive soja.

As 10 regras de ouro: seu plano de ação resumido (cont.)

8. **Reduza sua ingestão de CASAAGS:** A sigla representa cafeína, álcool, sal, açúcar, aditivos e gordura saturada.
9. **Siga nessa direção:** faça exercícios durante 30 minutos, uma vez ao dia, ou 15 minutos, duas vezes ao dia. Desça do ônibus alguns pontos antes do destino. Suba pela escada em vez de usar o elevador.
10. **Menopausa sem sufoco!** Tenha uma atitude otimista, positiva, sobre a dieta e a vida. Tal como um vinho de qualidade, você só faz ficar cada vez melhor.

Guia de nutrientes essenciais

Ácidos graxos ômega 3
Reduzem a viscosidade do sangue, diminuindo a tendência à formação de coágulos e à trombose. Também reduzem a pressão arterial e promovem a saúde do sistema cardiovascular.
Boas fontes alimentares: peixes gordurosos (arenque, atum, cavala), nozes, amêndoas e sementes.

Ácidos graxos ômega 6
Regulam a produção de hormônios e estimulam o crescimento da pele e dos cabelos.
Boas fontes alimentares: óleos de cereais, ervilha seca, legumes e verduras.

Betacaroteno
Os carotenoides, dos quais o mais conhecido é o betacaroteno, diminuem o risco da maioria dos tipos de câncer.
Boas fontes alimentares: damasco, abacate, brócolis, cenoura, vegetais folhosos, couve, pêssego, espinafre, vagem, tomate e agrião.

Boro
Apesar de essencial para o crescimento normal e para o hormônio envolvido no metabolismo dos ossos, o boro ainda não foi acrescentado à lista oficial de nutrientes essenciais.
Boas fontes alimentares: amêndoa, aspargo, repolho, figo, pêssego, passas e morango.

Cálcio
Cria e mantém ossos e dentes saudáveis. O cálcio regula os batimentos cardíacos e pode ser importante na prevenção e no tratamento da hipertensão.
Boas fontes alimentares: feijão assado, pão, laticínios (exceto manteiga), vegetais folhosos, frutas secas, ovo, nozes e ruibarbo.

Cobre
Nutriente essencial para a síntese dos ossos, também garante que o ferro do corpo esteja na forma correta para ser usado na produção da hemoglobina.
Boas fontes alimentares: feijão, fígado de vitela, cenoura, chocolate, lentilha, nozes, azeitona, crustáceos e pão de trigo integral.

Ferro
Usado na síntese da hemoglobina, que transporta o oxigênio dos pulmões para o restante do corpo.
Boas fontes alimentares: feijão, carne bovina, brócolis, fígado de vitela, frutas secas, peixe, nozes, frango, soja, espinafre, grãos integrais e pão de trigo integral.

Fitoestrógenos
Embora não sejam oficialmente considerados nutrientes essenciais, os fitoestrógenos foram incluídos aqui por sua importância na redução dos sintomas da menopausa. Esses extratos que ocorrem naturalmente nas plantas exercem sobre o corpo uma influência semelhante à do estrogênio, podendo diminuir as flutuações hormonais nas mulheres.
Boas fontes alimentares: arroz integral, alho, aveia, leguminosas, salsa e soja.

Licopeno
Agente antioxidante que ajuda a evitar danos às células e regenera as células danificadas, pode reduzir o risco de doença cardiovascular e de alguns tipos de câncer.
Boas fontes alimentares: goiaba, toranja, tomate e seus derivados (molho, suco, ketchup) e melancia.

Magnésio
O magnésio é necessário em mais de 300 reações bioquímicas do corpo. Ele ajuda a manter normal o funcionamento dos músculos e dos nervos, estabiliza o ritmo cardíaco, apoia o sistema imunológico e mantém os ossos fortes. O magnésio também ajuda a regular o nível de açúcar no sangue, normaliza a pressão arterial e é conhecido por desempenhar um papel no metabolismo energético e na síntese das proteínas.
Boas fontes alimentares: amêndoa, farinha de aveia, espinafre, soja, halibute.

Selênio
Sendo um antioxidante, o selênio estimula o sistema imunológico e combate o processo de envelhecimento.
Boas fontes alimentares: bacalhau, caranguejo, laticínios, ovo, alho, carne bovina (principalmente fígado e rins), sementes e pão de trigo integral.

Vitamina A (Retinol)
É essencial para a saúde da pele e dos olhos, protege as células corporais contra ataques e melhora a resistência a infecções. As mulheres grávidas devem limitar a ingestão desta vitamina.
Boas fontes alimentares: fígado de vitela ou cordeiro, cenoura, queijo, gema de ovo, peixe e óleo de fígado de peixe.

Vitamina B1 (Tiamina)
Essencial para os sistemas digestivo e nervoso, ajuda a tratar o estresse, estabiliza o apetite e favorece o crescimento e o tônus muscular.

Boas fontes alimentares: avelã, Marmite*, aveia, carne de porco, germe de trigo e pão de trigo integral.

Vitamina B2 (Riboflavina)
Promotora da boa saúde, necessária à manutenção da visão, das unhas, da pele e dos cabelos.
Boas fontes alimentares: fígado de vitela ou cordeiro, vegetais folhosos e ovos.

Vitamina B3 (Niacina)
Melhora a circulação e reduz a hipertensão e os níveis de colesterol. Ajuda a manter saudáveis a pele, a boca e o sistema digestivo.
Boas fontes alimentares: frango, feijão e ervilha seca (cozidos), peixes, fígado, Marmite, amendoim, batata e passas.

Vitamina B5 (Ácido pantotênico)
Conhecida como a vitamina antiestresse, melhora a resistência do corpo ao estresse. Também ajuda na produção de anticorpos que combatem germes e bactérias invasores.
Boas fontes alimentares: carne bovina, farelo de cereais, brócolis, frango, laticínios, ovo, leite, cogumelos, amendoim, fígado de porco e batata-doce.

Vitamina B9 (Ácido fólico)
Opera em conjunto com a vitamina B12 no crescimento e reprodução de novas células. É essencial para o desenvolvimento do feto e ajuda a evitar a espinha bífida (uma anormalidade congênita). Também pode ajudar a normalizar o humor, o sono e o apetite.
Boas fontes alimentares: abacate, banana, vegetais folhosos, lentilha, laranja, fígado de porco, agrião e pão de trigo integral.

---

* Produto alimentar popular na Grã-Bretanha, é uma pasta produzida a partir de extrato de levedura e outros extratos vegetais (*N. da T.*)

Vitamina B12 (Cobalamina)
Opera em associação com o ácido fólico e é essencial para a formação e regulação das células vermelhas, prevenindo a anemia. É necessária ao metabolismo e à saúde do sistema nervoso.
Boas fontes alimentares: queijo, ovo, peixe, leite integral e crustáceos.

Vitamina C
Necessária para o metabolismo das gorduras, também ajuda a absorção do ferro. É essencial para a saúde da pele, cabelos, dentes, olhos, gengivas, ossos e ligamentos. Ajuda a manter saudável o sistema imunológico, protegendo de resfriados.
Boas fontes alimentares: batata assada com a casca, brócolis, repolho, frutas frescas (principalmente as cítricas), pimentão, abóbora e tomate.

Vitamina D
Atua, juntamente com o cálcio, para manter o sangue e os ossos saudáveis e fortes. Ajuda a estabilizar o sistema nervoso e a normalizar o funcionamento cardíaco.
Boas fontes alimentares: manteiga, gema de ovo, fígado, leite e peixes gordurosos

Vitamina E
Ajuda a proteger contra doenças relacionadas com a idade, câncer e doenças cardiovasculares. Também ajuda a manter a circulação saudável e os níveis de colesterol normais, sendo necessária para a formação das células, principalmente da pele.
Boas fontes alimentares: aspargo, cereais, vegetais folhosos, nozes, soja, óleos vegetais e grãos integrais.

Zinco
Nutriente essencial utilizado pelo corpo para o crescimento e a regeneração dos tecidos.
Boas fontes alimentares: carne bovina, peixe em conserva, frango, ovos, queijo amarelo, cogumelos, nozes e amêndoas, ostra, ervilha seca e crustáceos.

Referências científicas

Capítulo 1

Arnold, E. "A voice of their own: women moving into their fifties." *Health Care Women Int*. Set 2005;26(8):630-51

Stirzypulec, V. et al. "Evaluation of the quality of life of women in the climacteric period." Ginekol Pol. Mai 2004;75(5):373-81

Baird D. "Negotiating the maze: the meaning of perimenopause." N J Nurse. Mai-Jun 2004;34(4):17-24

Schilinder, A.E. "Climacteric symptoms and hormones." Gynecol Endocrinol. Mar 2006; 22(3):151-4

Capítulo 2

Sites, C.K. "The effect of hormone replacement therapy on body composition, body fat distribution, and insulin sensitivity in menopausal women: a randomized, double-blind, placebo-controlled trial."

Lovejoy, J.C. "The menopause and obesity." Prim Care. Jun 2003;30(2):317-25

Astrup, A. "Physical activity and weight gain and fat distribution changes with menopause: current evidence and research issues." Med Sci Sports Exerc. Nov 1999; 31(11 Suplemento):S564-7

Simon, T. "Why is cardiovascular health important in menopausal women?" Climacteric. Set 2006;9(5):13-8

Eliassen, A.H. et al. "Adult weight change and risk of postmenopausal breast cancer." JAMA. 12 de julho de 2006; 296(2):193-201

Derk, C.T. "Osteoporosis in premenopause. When are screening and treatment prudent?" Postgrad Med. Jun-Jul 2006;119(1):8-15

Castelo-Branco, C. et al. "Management of menopause." Minerva Ginecol. Abr 2006; 58(2):137-52

Capítulo 3

Amagai, Y. et al. "Age at menopause and mortality in Japan: the Jichi Medical School Cohort study." J Epidemiol. Jul 2006;16(4):161-6

Cassidy, A. "Potential risks and benefits of phytoestrogen-rich diets." Int J Vitam Nutr Res. Mar 2003;73(2):120-6

Miguel, J. et al. "Menopause: A review on the role of oxygen stress and favorable effects of dietary antioxidants." Arch Gerontol Geriatr. 25 de janeiro de 2006

Wood, C. et al. "Dietary soy isoflavones inhibit estrogen effects in the postmenopausal breast." Cancer Res. 15 de janeiro de 2006; 66(2):1241-9

Prentice, R. et al. "Low-fat dietary pattern and risk of invasive breast cancer: the Women's Health Initiative Randomized Controlled Dietary Modification trial." JAMA. 8 de fevereiro de 2006;295(6):629-42

Koebnick, C. et al. "The acceptability of isoflavones as a treatment of menopausal Symptoms: an European survey among Postmenopausal women." Climacteric. Set 2005;8(3):230-42

Husband, A. "Phytoestrogens and menopause. Published evidence supports a role for phytoestrogens in menopause." BMJ. 5 de janeiro de 2002;324(7328):52

Velie, E.M. et al. "Empirically derived dietary patterns and risk of postmenopausal breast cancer in a large prospective cohort study." Am J Clin Nutr. Dez 2005;82(6):1308-19

Shireffs, S.M. et al. "The effects of fluid restriction on hydration status and subjective feelings." Br J Nutr. Jun 2004;91(6):951-8

de Castro, J.M. "The time of day of food intake influences overall intake in humans." J Nutr. Jan 2004;134(1):104-11

Drummond, S. et al. "A critique of the effects of snacking on body weight status." Eur J Clin Nutr. Dez 1996;50(12):779-83

Hatel, K. et al. "Digestive stimulant action of spices: a myth or reality?" Indian J Med Res. Mai 2004;119(5):167-79

Leyeune, M.P. et al. "Additional protein intake limits weight regain after weight loss in humans." Br J Nutr. Fev 2005;93(2):281-9

Rolls, B. et al. "What can intervention studies tell us about the relationship between fruit and vegetable consumption and weight management?" Nutr Rev. Jan 2004;62(1):1-17

Bendelius, S. "Breakfast: is it worth it?" School Nurse News. Nov 2004;21(5):16-7

Alfhag, K. et al. "Who succeeds in maintaining weight loss? A conceptual review of factors associated with weight loss maintenance and weight regain." Obes Rev. Fev 2005;6(1):67-85

Nagel, S. et al. "Reproductive and dietary determinants of the age at menopause in EPIC-Heidelberg." Maturitas. Nov-Dez 2005; 52(34):337-47. Epub 11 de julho de 2005

Robitaille, S. et al. "Effect of an oat bran-rich supplement on the metabolic profile of overweight premenopausal women." Ann Nutr Metab. Mai-Jun 2005;49(3):141-8. Epub 24 de maio de 2005

Saldeen, P. et al. "Women and omega-3 fatty acids." Obstet Gynecol Surv. Out 2004;59(10):722-30

Capítulo 4

http://www.senseaboutscience.org.uk/ A crítica de químicos à indústria da desintoxicação faz parte de um relatório de 16 páginas, elaborado por um grupo de trabalho e consultoria, publicado em 26 de janeiro de 2006. O relatório questiona seis conceitos equivocados sobre compostos químicos que permeiam o mercado e os comentários sobre estilo de vida.

Starek, A. "Estrogens and organochlorine xenoestrogens and breast cancer risk." Int J Occup Med Environ Health. 2003;16(2):113-24

Oxobia, M.N. et al. "Epidemiological risk factors for breast cancer — a review." Niger J Gin Pract. Jun 2005;8(9):35-42

Johnstone, K.L. et al. "Coffee acutely modifies gastrointestinal hormone secretion and glucose tolerance in humans: glycemia effects of chlorogenic acid and caffeine." Am J Clin Nutr. Out 2003;78(4):728-33

Curtis, K.M. et al. "Effects of cigarette smoking, caffeine consumption, and alcohol intake on fecundability." Am J Epidemiol. 1 de Julho de 1997;146(1):32-41

Agardh, E.E. et al. "Coffee consumption, type 2 diabetes and impaired glucose tolerance in Swedish men and women." J Intern Med. Jun 2004;255(6):645-52

Kroenkie, E. et al. "A cross-sectional study of alcohol consumption patterns and biologic markers of glycemic control among 459 women." Diabetes Care. Jul 2003;26(7):1971-8

Ropstad, E. et al. "Endocrine disruption induced by organochlorines (OCs): field studies and experimental models." J Toxicol Environ Health A. Jan 2006;69(1):53-76

Ibarreta, D. "Possible health impact of phytoestrogens and xenoestrogens in food." APMIS. Mar 2001;109(3):161-84

Comunicação da organização Friends of the Earth em favor de compostos químicos mais seguros, campanha Chemicals and Health: http://www.foe.co.uk/campaigns/safer—chemicals/issues/health—threats/index.html

Sirakov, M. "Xenoestrogens — danger for the future generations?" Akush Ginekol (Sófia). 2004;43(4):39-45

Singleton, D. et al. "Xenoestrogen exposure and mechanisms of endocrine disruption." Front Biosci. 1 de janeiro de 2003;8:s110-8.

http://news.bbc.co.uk/1/hi/uk/1877162.stm

Epel, E. et al. "Stress and body shape: stress-induced cortisol secretion is consistently greater among women with central fat." Psychosom Med. Set-Out 2000;62(5):623-32

Epel, E. et al. "Stress may add bite to appetite in women: a laboratory study of stress-induced cortical and eating behaviour." Psychoneuroendocrinology. Jan 2001;26(1):37-49

Capítulo 6

Evans, G. et al. "Composition and biological activity of chromiumpyridine carbosylate complexes." J of Inorganic Biochemistry. 1993;49:177-87

Sem referência a autores "American Diabetics Association magnesium supplementation in the treatment of diabetes." Diabetes Care. 1992;15:1065-7

Chasens, E. et al. "Insulin resistance and obstructive sleep apnea: is increased sympathetic stimulation the link?" Biol Res Nurs. Out 2003;5(2):87-96

Boschmann, M. et al. "Water-induced Thermogenesis." Journal of Clinical Endocrinology and Metabolism. 2003; 88(12):6015-6019

Kleiner, S. "Water: an essential but overlooked nutrient." J Am Diet Assoc. Fev 1999;99(2):200-6

Stoeckli, R. et al. "Nutritional fats and the risk of type 2 diabetes and cancer." Physiol Behav. 30 de dezembro de 2004;83(4):611-5

Tian, W. "Weight reduction by Chinese medicinal herbs may be related to inhibition of fatty acid synthase." Life Sci. 26 de março de 2004;74(19):2389-99

Preuss, H. et al. "Citrus aurantium as a thermogenic, weight- reduction replacement for ephedra: an overview." J Med. 2002;33(1-4):247-64. Resenha

Matzkies, F. et al. "Effect of a fiber-containing dietary formula on metabolism." Fortschr Med. 20 de maio de 1982;100(19):917-20

Schrager, S. "Dietary calcium intake and obesity." J Am Board Fam Pract. Mai-Jun 2005;18(3):205-10

Ipatova, O. et al. "Biological effects of the soybean phospholipids." Biomed Khim. Set-Out 2004;50(5):436-50

Labayen, I. "Effects of protein vs. carbohydrate-rich diets on fuel utilization in obese women during weight loss." Forum Nutr. 2003;56:168-70

Katz, D. et al. "Oats, antioxidants and endothelial function in overweight, dyslipidemic adults." J Coll Nutr. Out 2004;23(5):397-403

Roberts, D.C. et al. "The cholesterol-lowering effect of a breakfast cereal containing psyllium fibre." Med J Aust. 5-19 de dezembro de 1994;161(11-12):660-4

Elkoyam, A. et al. "The effects of allicin on weight in fructose-induced hyperinsulinemic, hyperlipidemic, hypertensive rats." Am J Hypertens. Dez 2003;16(12):1053-6

Himaya, A. et al. "The effect of soup on satiation." Appetite. Abr 1998;30(2):199-210

Morena, D. et al. "Inhibitory effects of grape seed extract on lipases." Nutrition. Out 2003;19(10):876-9

Conceicao de Oliveira, M. et al. "Weight loss associated with a daily intake of three apples or three pears among overweight women." Nutrition. Mar 2003;19(3):253-6

Hensrud, D.D. "Diet and obesity." Curr Opin Gastroenterol. Mar 2004;20(2):119-24

Lejeune, M.P. et al. "Effect of capsaicin on substrate oxidation and weight maintenance after modest body-weight loss in human subjects." BR J Nutr. Set 2003;90(3):651-59

Fredrikson, G. et al. "Association between diet, lifestyle, metabolic cardiovascular risk factors, and plasma creative protein levels." Metabolism. Nov 2004;53(11):1436-42

Stonge, M.P. "Dietary fats, teas, dairy, and nuts: potential functional foods for weight control?" Am J Clin Nutr. Jan 2005;81(1);7-15

Hollis, J. et al. "The effects of almond consumption on body-weight in adult females." Purdue University, 700 W State Street, West Lafayette, IN, 47906. Documento apresentado na Experimental Biology Conference de 2005 em San Diego, California, 2-6 de abril de 2005

Tapsell, L. et al. "Including walnuts in a low-fat/modified-fat diet improves HDL cholesterol-to-total cholesterol ratios in patients with type 2 diabetes." Diabetes Care. Dez 2004;27(12):2777-83

Nassar, J. et al. "Calcium and magnesium ATPase activities in women with varying BMIs.' Obes Res. Nov 2004;12(11):1844-50

Sem referência a autores "Sunflower Seeds: A phytochemical Powerhouse." National Sunflower Association, 14 de maio de 2001/Rodriguez M. et al.: "Nutritive value of high-oleic acid sunflower seed for broiler chickens." Poult Sci. Mar 2005;84(3):395-402

Liner, E. "Long-term efficacy of medical treatments of obesity." Klin Wochenschr. 1 de fevereiro de 1982;60(3):115-20

Kingston, R. et al. "The relative safety of ephedra compared with other herbal products." Ann Intern Med. 18 de março de 2003;138(6):468-71

Gonzalez, M. et al. "Effect of a dietary supplement combination on weight management, adipose tissue, cholesterol and triglycerides in obese subjects." P R Health Sci. J. Jun 2004;23(2):121-4

Heber, D. "Herbal preparations for obesity: are they useful?" Prim Care. Jun 2003;30(2):441-63

McMillan, T. et al. "Complementary and alternative medicine and physical activity for menopausal symptoms." J Am Med Women's Assoc. Outono de 2004;59(4):270-7

Dobnov, G. et al. "Weight control and the management of obesity after menopause: the role of physical activity." Maturitas. 25 de fevereiro de 2003;44(2):89-101

Kruger, J. et al. "Dietary and physical activity behaviors among adults successful at weight loss maintenance." Int J Behav Nutr Phys Act. 19 de julho de 2006;3:17

Capítulo 7

Cook, A. et al. "Phytoestrogen and multiple vitamin/mineral effects on bone mineral density in early postmenopausal women: a pilot study." J Womens Health Gend Based Med. Jan-Fev 2002;11(1):53-60

Albertazzi, P. et al. "The effect of dietary soy supplementation on hot flushes." Obstet Gynecol. 1998;91:6-11

Komesarrott, P. et al. "Effects of wild yam extract on menopausal symptoms, lipids and sex hormones in healthy menopausal women." Climacteric. Jun 2001;4(2):144-50

Kronenberg, F. et al. "Complementary and alternative medicine for menopausal symptoms: a review of randomized, controlled trials." Ann Intern Med. 19 de novembro de 2002;137(10):805-13

Fitzpatrick, L. "Alternatives to estrogen." Med Clin North Am. 2003;87(5):1091-113

Gass, M. "Alternatives for women through menopause." Am J Obstet Gynecol. 2001;185(2 Supl):S47-56

Israel, D. et al. "Herbal therapies for perimenopausal and menopausal complaints." Pharmacotherapy. 1997;17:970-84

Morelli, V. et al. "Alternative therapies for traditional disease states: menopause." Am Fam Physician. 2002;66(1):129-34

Tesch, B. "Herbs commonly used by women: an evidence-based review." Am J Obstet Gynecol. 2003;188(5 Supl):S44-55

Geller, S. et al. "Botanical and dietary supplements for menopausal symptoms: what works, what does not." J Women's Health (Larchmt). Set 2005;14(7):634-49

Beattie, J. et al. "The influence of a low-boron diet and boron supplementation on bone, major mineral and sex steroid metabolism in postmenopausal women." Br J Nutr. Mai 1993;69(3):871-84

Ilich, J.Z. "A lighter side of calcium: role of calcium and dairy foods in body weight." Arh Hig Rada Toksikol. Mar 2005;56(1):33-8

Daniele, C. et al. "Vitex agnocasto: a systematic review of adverse events." Drug Saf. 2005;28(4):319-32

Capítulo 8

Balch, J.F. e Balch, P. Prescription for Nutritional Hailing. Garden City Park, NY: Avery Publishing Group, 1997. ISBN 0-89529-727-2

Brandt, K.D. "Effects of nonsteroidal anti-inflammatory drugs on chondrocyte metabolism in vitro and in vivo." Am J Med. 1987;83(5A):29-34

Brooks, P.M., Potter, S.R. e Buchanan, W.W. "Nsaid and osteoarthritis — help or hindrance?" J Rheumatol. 1982;9:3-5

Brown, Donald J. "Vitex agnocasto. Clinical monograph." Quarterly Review of Natural Medicine. Verão 1994:111-120

Burton, A.F. e Anderson, F.H. "Decreased incorporation of 14C-glucosamine relative to 3H-N-acetylglucosamine in the intestinal mucosa of patients with inflammatory bowel disease." Am J Gastroenterol. 1983;78:19-22

Capps, J.C. et al. "Hexosamine metabolism II. Effect of insulin and phlorizin on the absorption and metabolism, in vivo, of D-glucosamine and N-acetyl-glucosamine in the rat." Biochim Biophys Acta. 1966;127:205-12

Carper, J. The Food Pharmacy. Nova York, NY: Bantam Books, 1988

Capps, J.C. e Shetlar, M.R. "In vivo incorporation of D-glucosamine I-C14 into acid mucopolysaccharides of rabbit liver." Proc Soc Expot Biol Med. 1963;114:118-20

Davis, Patricia. Aromaterapia. São Paulo: Martins Fontes, 1996. ISBN: 8533605706

Drovanti, A. et al. "Therapeutic activity of oral glucosamine sulfate in osteoporosis: a placebo-controlled double-blind investigation." Clin Ther. 1980;3:260-72

Fulder, S. e Blackwood, J. Garlic, Nature's Original Remedy. Rochester, Vermont: Healing Arts Press, 1991. ISBN 0-89281-436-5

Hendler, S.S. *A Enciclopédia de Vitaminas e Minerais*. Campus, 1994. ISBN: 8570019122

Hoffman, David. The Complete Illustrated Holistic Herbal. Shaftesbury, Dorset: Element Books, 1996. ISBN 1-85230-847-8

Horvilleur, A. The Family Guide to Homeopathy. Virginia: Health and Homeopathy Publishing Inc., 1986. ISBN 0-9616800-0-8

Kohn, P. et al. "Metabolism of D-glucosamine and N-acetyl-Dglucosamine in the intact rat." J Biol Chem. 237:304-8, 1962

Lark, Susan M. *Guia Completo da menopausa*. Cultrix, 2001.

Lark, Susan M. Women's Health Companion Self-Help Nutrition Guide and Cookbook. Berkeley, CA: Celestial Arts, 1995, brochura 1996. ISBN 0-89087-733-5

Morrison, M. "Therapeutic applications of chondroitin-4-sulfate, appraisal of biologic properties." Folia Angiol. 1977;25:225-32

Murray, Michael. 5-HTP, The Natural Way to Overcome Depression, Obesity, and Insomnia. Nova York, NY: Bantam Books, 1998. ISBN 0-533-19784-4

Murray, Michael. "Glucosamine sulfate: Effective osteoarthritis treatment." The American Journal of natural Medicine. Set 1994;l(l)

Murray, Michael T. Menopause: How to Benefit From Diet, Vitamins, Minerals, Herbs and Other Natural Methods. Prima Publishing, 1994. ISBN 1559584270

Newman, N.M. e Ling, R.S. "Acetabular bone destruction related to non-steroidal anti-inflammatory drugs." Lancet. 1985;2:11-13

Peirce, A. *The American Pharmaceutical Association Practical Guide to Natural Medicines*. Nova York, NY: Stonesong Press, 1999. ISBN 0-688-16151-0

Pujalte, J.M. et at. "Double-blind clinical evaluation of oral glucosamine sulphate in the basic treatment of osteoarthritis.' Curr Med Res Opin. 1980;7:110-4

Ronningen, H. e Langeland, N. "Indomethacin treatment in osteoarthritis of the hip joint." Acta Orthop Scand. 1979;50:169-74

Setnikar, I. et al. "Antiarthritic effects of glucosamine sulfate studied in animal models." Arzneimittelforschung. 1991; 41:542-5

Shield, M.J. "Anti-inflammatory drugs and their effects on cartilage synthesis and renal function." Eur J Rheumatol Inflam. 1993;13:7-16

Solomon, L. "Drug induced arthropathy and necrosis of the femoral head." Journal Bone Joint Surg. 1973;55B:246-51

Tesoriere, G. et at. "Intestinal absorption of glucosamine and N-acetylglucosamine." Experientia. 1972;28-770-1

Vliet, Elizabeth L. Screaming to be Heard, Hormonal Connections Women Suspect and Doctors Ignore. Nova York, NY: M. Evans and Company, Inc., 1995. ISBN 0-87131-78+2

Weed, Susan. Menopause Years: The Wise Woman Way -Alternative Approaches for Women 30-90. Woodstock, Nova York: Ash Tree, 1992. ISBN 9614620-4-3

Weil, A. *Alimentação ideal para uma saúde perfeita.* Rio de Janeiro: Rocco, 2001.

Willard, Terry. Testbook of Advanced Herbology. Calgary: CW Progressive Publishing Inc., 1992. ISBN 0-9691727-1-0

Willard, Terry. Textbook of Modern herbology (2a. ed revis). Calgary: CW Progressive Publishing Inc., 1993. BBN 0-9691727-4-5

Willard, Terry. The Wild Rose Scientific Herbal. Calgary: Wild Rose College of Natural Healing, Ltd. 1a. ed. capa dura 1991; 2a. ed. 1998. ISBN 0-9691727-0-3

Yoshiro, K. "The Physiological actions of tang-kuei and cnidium." Bull Oriental Healing Arts Inst USA 1985;10:269-78

"Treatment of High Blood pressure." National Heart, Lung, and Blood Institute. Disponível em: http://www.nhlbi.nih.gov/hbp/treat/treat.htm. Acessado em 5 de maio de 2006

"Complementary and alternative medicine and physical activity for menopausal symptoms." J Am Med Women's Assoc. Outono de 2004;59(4):270-7

"Nonhormonal therapies for hot flashes in menopause." Am Fam Physician. 1 de fevereiro de 2006;73(3):457-64

Nedrow, A. et al. "Complementary and alternative therapies for the management of menopause-related symptoms: a systematic evidence review." Arch Intern Med. 24 de julho de 2006;166(14):1453-65

Dailey, K. et al. "Herbal product use and menopause symptom relief in primary care parents: a MetroNet study." J Women's Health (Larchmt). Set 2003;12(7):633-41

Tiran, D. "Integrated healthcare: herbal remedies for menopause symptoms." Br J Nurs. 22 Jun — 12 Jul de 2006;15(12):645-8

Swanson, J. et al. "Urinary incontinence: common problem among women over 45." Can Fam Physician. Jan 2005;51:84-5

Chan, M. et al. "Osteoporosis prevention education programme for women." J Adv Nurs. 2006;54(2):159-70

Walker. A.R. "Breast cancer — can risks really be lessened?" Eur J Cancer Prev. Ago 2000;9(4):223-9

Arias, R.D. "Cardiovascular health and the menopause: the gynecologist as the patients' interface." Climacteric. Set 2006;9(5):6-12

Hu, F.B. "Overweight and obesity in women: health risks and consequences." J Women's health (Larchmt). Mar 2003;12(2):163-72

Capítulo 9

Bakken, K. et al. "Side-effects of hormone replacement therapy and influence on pattern of use among women aged 45-64 years." The Norwegian Women and Cancer (NOWAC) Study 1997. Acta Obstet Gynecol Scand. Set 2004;83(9):850-6

Jensen, L.B. et al. "Hormone replacement therapy dissociates fat mass and bone mass, and tends to reduce weight gain in early postmenopausal women: a randomized controlled 5-year clinical trial of the Danish Osteoporosis Prevention study." J Bone Miner Res. Fev 2003;18(2):333-42

Heikkinen, J. et al. "A 10-year follow-up of postmenopausal women on long-term continuous combined hormone replacement therapy: update of safety and quality-of-life findings." J Br Menopause. Soc. Set 2006;12(3):115-25

Watt, P. et al. "A holistic programmatic approach to natural hormone replacement." Fam Community Health. Jan-Mar 2003;26(l):53-63

Dennerstein, L. et al. "Life satisfaction, symptoms, and the menopausal transition." Medscape Women's Health. Jul-Ago 2000;5(4):E4

Addis, I.B. et al. "Sexual activity and function in middle-aged and older women." Obstet Gynecol. Abr 2006;107(4):755-64

Lindau, S.T. et al. "Older women's attitudes, behaviour, and communication about sex and HIV: a community-based study." J Women's Health (Larchmt). Jul-Ago 2006;15(6):747-53

Ball, K. et al. "Effects of cognitive training interventions with older adults: a randomized controlled trial." JAMA. 13 de novembro de 2002;288(18):2271

Este livro foi composto na tipologia New Baskerville BT,
em corpo 11/15,2, impresso em papel off-white 80g/m²
no Sistema Cameron da Divisão Gráfica
da Distribuidora Record.